药用真菌治疗肿瘤

陈康林　雷志勇　赵建华　编著

中国科学技术出版社
·北京·

图书在版编目（CIP）数据

药用真菌治疗肿瘤 / 陈康林，雷志勇，赵建华编著 . — 北京：中国科学技术
出版社，2022.6

ISBN 978-7-5046-9469-0

Ⅰ．①药… Ⅱ．①陈… ②雷… ③赵… Ⅲ．①肿瘤—药用菌类—真菌—药物
疗法 Ⅳ．① R730.59

中国版本图书馆 CIP 数据核字 (2022) 第 040468 号

策划编辑	韩　翔
责任编辑	史慧勤
文字编辑	张　龙
装帧设计	佳木水轩
责任印制	徐　飞

出　　版	中国科学技术出版社
发　　行	中国科学技术出版社有限公司发行部
地　　址	北京市海淀区中关村南大街 16 号
邮　　编	100081
发行电话	010-62173865
传　　真	010-62179148
网　　址	http://www.cspbooks.com.cn

开　　本	787mm×1092mm　1/16
字　　数	176 千字
印　　张	13
版　　次	2022 年 6 月第 1 版
印　　次	2022 年 6 月第 1 次印刷
印　　刷	天津翔远印刷有限公司
书　　号	ISBN 978-7-5046-9469-0 / R·2836
定　　价	136.00 元

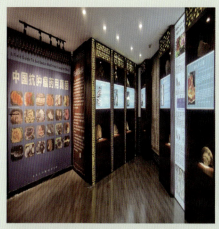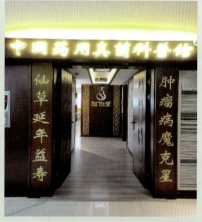

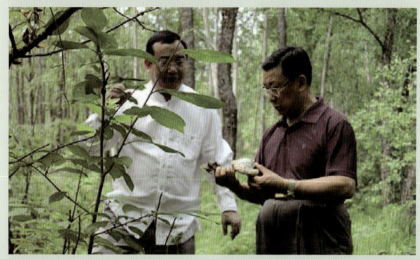

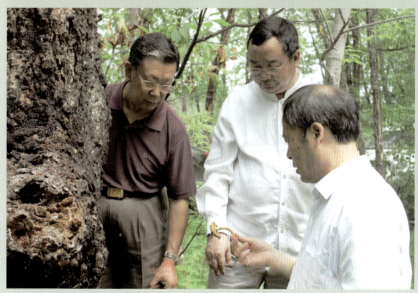

陈康林院长、雷志勇将军、文华安教授在漠河科考

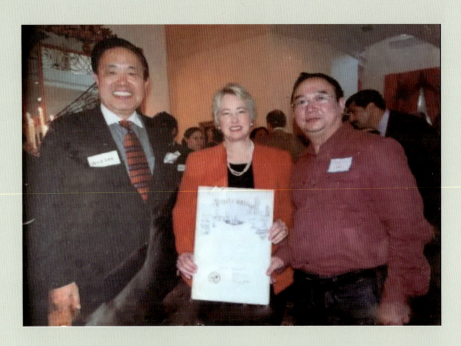

陈康林与休斯敦市市长（中）合影

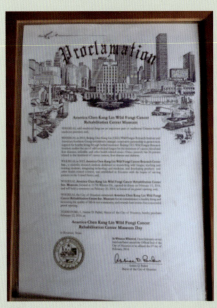

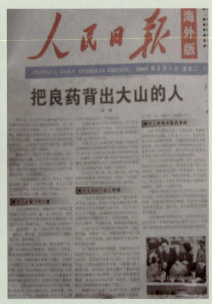

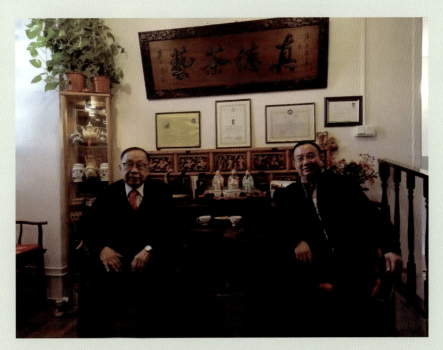

陈康林教授与陈清泉院士（左）合影

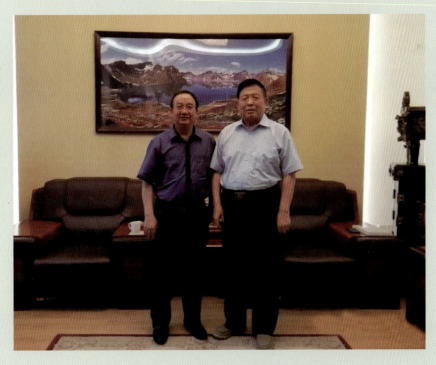

陈康林教授与李玉院士（右）合影

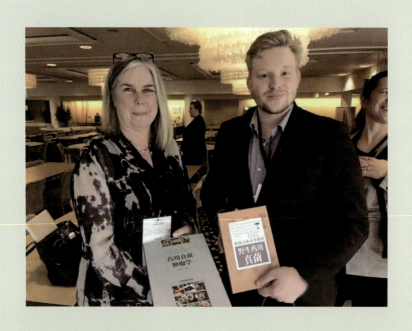

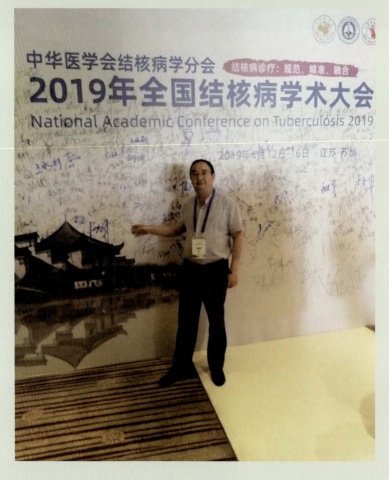

陈康林教授参加 2019 年全国结核病学术交流大会

编著者简介

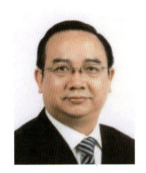

陈康林　原中国中医科学院中医药科技合作中心野生药用真菌医学体系研究中心主任，大型野生药用真菌分类专家，野生药用真菌临床医学研究专家，36 项急慢性疾病野生真菌药用组方国家发明专利申请人。1963 年 12 月出生于四川省阿坝藏族羌族自治州马尔康林区。多年来，他在中国四川、海南、云南、西藏、贵州、黑龙江，以及美国、尼泊尔、老挝、越南等地原始森林深处考察学习，饱读野生药用真菌专著，亲自采摘 300 多种食用野生真菌，研究用于治疗各种急慢性疾病的实验配伍药用真菌组方，取得了重大科研成果和医学突破。2014 年 3 月，《人民日报》报道了陈康林研究团队在肿瘤治疗上的新突破，该团队于 2007 年向国家知识产权局申请了 7 项治疗肝病、肝硬化的发明专利。其在研究利用野生药用真菌的事业上独辟蹊径，30 年间曾先后深入原始森林采集收藏了 300 多种、数千份珍贵的野生药用真菌标本，并将几份百年罕见的珍贵灵芝赠送给北京中医药大学、同仁堂等单位和机构。陈康林的事迹曾先后被中央电视台、北京电视台及《人民日报》《北京日报》《北京晚报》《海南日报》《健康时报》《健康报》等媒体报道，曾在 2010 年中央电视台二套《健康早班车》栏目中主讲

"药用真菌",曾在中央人民广播电台中央数字电视家庭健康频道专门开设《康林说真菌》栏目,进行为期3年(2010—2012年)的野生药用真菌知识(156期)科普推广工作。2014年9月,中央电视台《发现之旅》栏目连续播出了15期"陈康林谈真菌"。陈康林曾受聘于中国科学院成都分院、中国中医科学院中医药科技合作中心等单位专职进行真菌相关研究和开发,申请了36项药用真菌医疗发明专利。先后出版了《野生灵芝点燃生命之光》《野生灵芝国药之王》《野生灵芝开启生命之门》《肿瘤治疗的革命》《肝脏疾病治疗的革命》《被遗忘的灵丹妙药:野生药用真菌》《中国抗肿瘤大型药用真菌图鉴》《药用真菌肿瘤学》《药用真菌治疗糖尿病慢性并发症》《药用真菌治疗耐药性肺结核》等著作,并着手继续编写《药用真菌治疗重症肌无力》《药用真菌治疗免疫系统疾病》《药用真菌治疗再生障碍性贫血》《药用真菌治疗儿童多动症》《药用真菌治疗脑瘫》《药用真菌治疗中风后遗症》《药用真菌治疗老年痴呆症》《药用真菌治疗肾脏疾病》《药用真菌治疗痛风》等著作。原中央保健局局长王敏清教授称陈康林为"中国药用真菌科学实践第一人"。九三学社中央委员、山西省政协副主席、著名药用真菌研究专家刘波教授和中国科学院相关专家学者称赞陈康林"开创了中国药用真菌临床医学的历史"。陈康林在美国创办了第一家野生药用真菌医疗诊所,美国医药之都休斯敦市市长在市政厅亲自接见了陈康林,并将每年2月16—22日定为"陈康林周",以纪念和鼓励陈康林对美国的贡献。

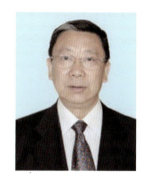

雷志勇 教授、主任医师，博士研究生导师。原中国人民武装警察部队医学院院长、少将，中华名医协会名誉会长，中国生命关怀协会常务副理事长。四川中江人，1949年12月出生，1968年3月入伍，同年10月入党。先后毕业于河北医科大学、解放军后勤学院，获得博士学位。在解放军38军先后任医生、助理员、科长、院长等职，并多次立功受奖，曾被授予"雷锋式干部""精神文明标兵"称号，荣立三等功1次，获"全军科技进步奖"二等奖2项、"全军军事理论成果奖"三等奖1项。1989年3月调入武警后，先后任武警总医院医疗处长、医务部主任、院长（正师），2000年8月任武警医学院院长（军），2001年7月授予少将警衔，2007年技术三级。在此期间，当选"全国优秀院长"并享受"国务院政府特殊津贴"，曾在2003年抗击"非典"过程中做出了重要贡献。获"全国百名杰出青年中医"银奖，"全国医学新科技学术成果奖"一等奖1项，"武警部队科技进步奖"一等奖1项、三等奖2项，"武警部队军事理论研究成果奖"二等奖2项，"武警部队教学成果奖"一等奖1项，"全军教学成果奖"一等奖1项；获第五届国家高等教育国家级教学成果奖二等奖1项，此项成果是武警部队组建以来获得的国家教学成果最高奖项。发表学术论文70余篇，主编医学专著5部。

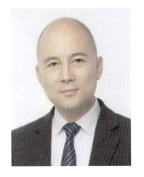

赵建华　中共党员，中共中央党校国际经济和贸易硕士研究生，钟南山创新奖公益事业基金管委会主席，北京祖迹堂中医研究院院长，国医大师石学敏院士入室弟子，陈康林教授首席大弟子，大型野生药用真菌分类专家，野生药用真菌临床医学研究探索者、践行者，祖迹堂中国药用真菌科普馆创始人。

内容提要

现代医学对肿瘤的治疗以手术、放疗、化疗为主要手段，但伴随治疗而来的一系列不良反应，以及肿瘤的复发转移，凭借现在的科学技术还没有办法很好地处理。

编者在查阅各种文献并进入深山参与实地考察后，发现野生药用真菌对手术后和放化疗所致的不良反应及肿瘤的复发转移都有十分显著的疗效，于是开始了长久的实验与研究。经过长期实践与总结，已证实野生药用真菌不管是搭配手术、放疗、化疗等共同使用还是单独使用，均能发挥消除耐药性、减少不良反应、促进伤口愈合、增强免疫力，甚至杀灭肿瘤细胞的作用，为肿瘤治疗提供了新思路与新方法。

本书系统梳理了野生药用真菌的品种溯源、药理作用，阐释了对肿瘤患者的治疗功效，同时列举了大量药用真菌的组方、食疗方，方便读者查阅参考。本书内容丰富，阐述全面，实用性与指导性兼备，对从事药用真菌开发研究的科研人员有良好的借鉴价值，可作为肿瘤相关领域的医药从业者及肿瘤患者在临床实践中的参考用书。

自 序

最近，与朋友闲聊时又聊到一些有关药用真菌的往事，索性提笔记了下来。

中国科学院于 1985 年向国家卫生部申请，希望把我国近 200 种药用真菌纳入国家药典，可惜最终没有成功。所以，我们于 1987 年出版了《中国药用真菌图鉴》一书。1999 年，国家中医药管理局出版了《中华本草》，其中收录了近 200 种药用真菌。当时，我还在中国科学院成都分院工作，有幸看到这部书，然后花费 30 多年的时间对药用真菌进行了探索。药用真菌发挥药物作用是其全部成分，不仅是其本身含有的几十种甚至几百种成分，而且还有这些成分在煎煮中产生的很多新的化合物。

大家都知道，有垃圾的地方通常就会有苍蝇，但这并不代表，是苍蝇制造了垃圾。过去，人们曾误认为苍蝇是垃圾产生的原因，然后想尽办法将苍蝇消灭掉，杀死苍蝇后，垃圾周围又出现了蚊子，人们又赶快把蚊子消灭掉，接下来，垃圾里又跑出蟑螂，人们再杀死蟑螂，垃圾里又跑出老鼠，人们再杀死老鼠……似乎永无止境。仔细想来，真正的原因并不在于苍蝇或蚊子，而在于垃圾本身。所以，我们真正要做的是要把垃圾消灭掉。

科学技术在不断进步，肿瘤治疗的有效率却没有获得显著提升。究其原因，是肿瘤细胞对化疗药、靶向药出现了耐药，以致于单纯靠化疗药物很难彻底杀灭肿瘤。随着人们对基础免疫学的研究不断深入，人们在药用真菌中发现了兼具防御和修复双重功能的免疫物质。这些免疫物质在肿瘤治疗中发挥了其他治疗方式不可比拟的优势。所以我们加入了药用真菌组方，让化疗药物与野生药用真菌相配合，进而达到灭杀肿瘤细胞的目的，同时延缓耐药性的产生，减少或避免化疗药物的毒性反应。

世上只有少数人会遇到事情去想解决办法，在这少数人中能被社会理解支持更是难上加难。我算比较幸运的，一路走到中国科学院系统，又走到中国农科院系统、中国中医科学院系统，之后更走出了国门。对于药用真菌，特别是大型药用真菌，世界上还没有人把药用真菌组成配方来治疗疾病，我算是标新立异者。在医学上，想要弯道超车很难，但在全世界都面临耐药性问题时，在面对疑难杂症没有很好解决办法的情况下，我们必须秉承发扬古代先贤的智慧，在借鉴西方科学基础上，将西医对症与中医辨证相结合，勤于探索，勇于创新，最终达到治疗目的。

笔者为了能静心发展中国的药用真菌事业，已在慧光寺（位于四川省眉山市彭山区彭祖山山顶）出家为僧，法号释普静，希望静心写作，普及更多的药用真菌知识，帮助更多患者减少苦痛。书中介绍了许多可用于治疗肿瘤的药用真菌及其配方、食疗方，相信对广大肿瘤患者及家属有所帮助，这也是作为药用真菌开发及研究人员为社会所做的贡献。欢迎同道友人上山论道（邮箱：18518399319@qq.com）。

陈康林

前　言

　　笔者自幼体弱多病，后又忙于工作，40 岁身体就出现了严重问题，骤然消瘦，有气无力，四肢麻木，头重脚轻，昏昏沉沉，神经严重衰弱，长期依靠服用药物入睡。为治好一身顽疾，笔者跑遍全国，寻师问药，所幸精诚所至，金石为开，有缘拜国医大师石学敏院士为师，后又得陈康林教授垂青，成为陈教授首席弟子。在恩师的传授下，通过灵芝复方调理，身体竟奇迹般康复了。

　　笔者心存感恩，以"发上等愿，结中等缘，享下等福；择高处立，寻平处住，向宽处行"为座右铭，希望将野生真菌中医学术发扬光大，回报社会，让更多被疾病折磨困扰的患者恢复健康。

　　为实现这一愿望，笔者于 2015 年创立祖迹堂健康品牌，并开设了祖迹堂中国药用真菌科普馆、北京祖迹堂中医研究院等野生药用真菌科、教、研产业机构，进一步打造了从原料采购、研发、生产、销售为一体的健康生态产业链，并于 5 年时间内，为 30 000 余名患者免费送药调理，在帮助无数患者重获新生的同时，收集了大量药用真菌治疗各种疾病的循证医学证据。此举得到相关政府部门和广大人民群众的高度赞扬，并荣获"钟南山创新奖公益合作伙伴"称号。

　　中医药是一个巨大的宝库，药用真菌蒙尘已久，此次将多年的研究成果整理出版，公布于众，愿能为中医药学的发展添砖加瓦，帮助更多患者走出疾病的阴霾。

赵建华

目　录

第1章
什么是生物免疫化疗

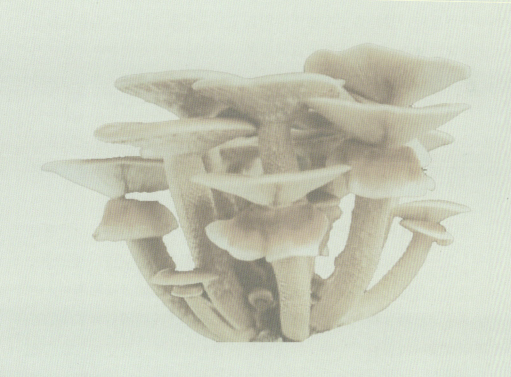

自然界提供了广泛的、高度专一的、有效的生物活性物质，在长期生物进化过程中，许多有机体在争夺食物以及适应环境的争斗中建立和发展起一套化学防御体系以对付竞争者。自然的创造力令世界上最杰出的化学家也自叹不如。

　　高等药用真菌属于创造系数很高的生物资源，其化学防御体系就像人类的免疫体系。免疫系统是不计其数的细胞，特殊物质及器官之间的高度纷繁复杂的相互作用，它随时处于备战状态，能够预防疾病，并能明确地知道应该什么时候、在哪里、怎样采取适当行动摧毁入侵的物质，而不会伤害人体其他细胞，任何药物也无法取代人体内与生俱来的、兼具防御和修复双重功能的免疫系统。它能帮助人体清除各种垃圾，我们的各级研究机构已经有数百篇论文，证明了高等药用真菌里面有一部分品种是可以帮助人类调节、修复、增强免疫系统的。

　　人一旦患肿瘤就需要化疗去消灭残存在体内的肿瘤，我们用化学方法去杀灭残存的肿瘤的时候，会发现使用2～3次化疗药物会产生耐药、各种不良反应，并导致它在短期内消灭部分癌细胞的同时又会在远期让人产生第二肿瘤。而野生药用真菌里的一部分品种，却拥有化疗般的作用，杀灭癌细胞，不会产生耐药性，还没有各种不良反应，还可以帮助化学疗法的化学药剂提高杀灭癌细胞的能力，同时防止产生第二次肿瘤的机会。今天，手术、放化疗都会增加患者的压力，而压力所加速癌症的四处扩散，野生药用真菌组方会减轻或消除患者的压力，阻止癌症的扩散。

　　高等药用真菌所含的次生代谢产物化学结构多样且新颖，而肿瘤是至今人类还没有彻底搞清楚的一个疾病，高等药用真菌里的一些品种，其自身所含有的化学成分与其新颖性是不同的，我们如果从肿瘤与人的化学结构与新颖性看，真菌就存在很多的相合性。我们用多种不同的野生药用真菌组方去治疗肿瘤，就契合了肿瘤的复杂性与多变性，我们要复杂对复杂，简单对简单，而我们今天的手术、放疗、化疗是用一种简单的方法去对付异常复杂的肿瘤。

　　人类这几十年来，想尽了一切办法，研究了无数的药物来治疗肿瘤，但最后基本都失败了。于是我们又回到森林，寻求用自然的、复杂的，至少到现在看来是科学的免疫与化疗、消除多种不良反应的野生药用真菌组方来治疗肿瘤。正因为野生药用真菌组方是生物的，具有强大的免疫作用和对各种肿瘤不同的化疗作用。

第2章
抗肿瘤的野生药用真菌的药理作用

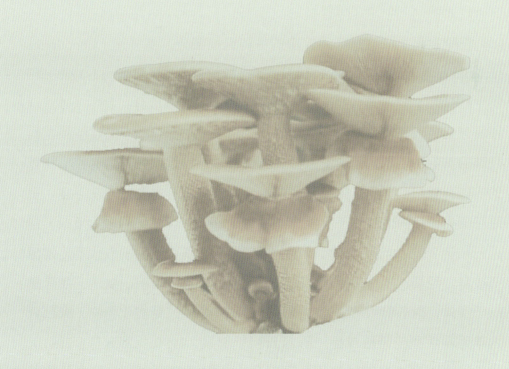

一、中国药用真菌化学成分研究概述

药用真菌资源是天然的有机小分子化合物库，和其他有机体（植物等）一样，在生命代谢过程中会产生或合成各种类型的能代表自身特性的天然产物以及次生代谢产物。为了进一步开发药用真菌资源，必须加强化学成分的研究。从天然产物及其衍生物中寻找有显著活性的先导化合物已经成为创制新药的重要途径，利用这些分子资源开发有自主知识产权的新药是药学领域的重大课题。随着药用真菌研究的不断深入，一些重要的药用真菌的化学成分已被人们认识和利用。目前从药用真菌中分离鉴定的化学成分主要有萜类化合物（三萜、二萜、倍半萜）、甾体、生物碱、酚性成分、鞘脂、色素类，另外还有研究较多的多糖和其他类型成分。

（一）萜类

1. 三萜

三萜类化学成分是药用真菌的主要组成部分，是灵芝（Ganoderma lucidum）、茯苓（Wolfiporia cocos）、松杉灵芝（Ganoderma tsugae）和斜生纤孔菌（Inonotus obliquus）等药用真菌的主要成分，其中茯苓三萜和灵芝三萜研究较多。茯苓三萜可以分为 2 个类型，羊毛甾烷型和 3,4- 开环的羊毛甾烷型，目前文献报道的茯苓羊毛甾烷型三萜主要来自茯苓的内核、皮和发酵液，3,4- 开环的羊毛甾烷型三萜主要来自茯苓皮。灵芝三萜类化合物相对分子质量一般为 400~600，化学结构较为复杂，目前已知有 7 类不同的母核结构，三萜母核上有多个不同的取代基，常见有羧基、羟基、酮基、甲基、乙酰基和甲氧基等。目前已从灵芝属真菌的子实体、孢子粉和菌丝体中先后发现 130 多种三萜类化合物，大部分为羊毛甾烷型三萜酸或酯（陈若云和于德泉，1990；Chen 等，2011）。另外还报道有少量的斜生纤孔菌三萜，从褐褶菌属中一些种类及硫黄菌、洁丽香菇、白肉迷孔菌、桦剥管孔菌、松生拟层孔菌、斜生纤孔菌等担子菌中，也分离得到一些三萜类化合物。近年化学工作者不断从灵芝科药用真菌中发现许多新的三萜类成分，包括从紫芝（Ganoderma Sinense）中发现的法尼基羟醌醚羊毛甾三萜（ganosinensins A 至 C）和含有四元环新奇骨架的三萜成分 Methly ganosinensate A 和 ganosinensic acid B（Wang 等，2010；Qiao 等，2007），从厦门假芝（Amauroderma amoiense）中发现的 amauroamoienin（Zhang 等，2013），编者从海南采集的热带灵芝（包括一个 C23 降三萜），从厦门假芝（Amauroderma amoiensis）中发现一个新奇的羊毛甾三萜与苯并吡酮的聚合物 amauroamoienin（Zhang 等，2013）。

2. 二萜

二萜类化合物因其有独特的生物活性而备受人们关注。在药用真菌中分布较少，只有少数报道，如 Hiromichi 等从猴头（Hericium erinaceus）菌丝体中发现的一个新二萜化合物——erinacine B（Kawagishi 等，1994）。此外，还有在黑蛋巢菌中发现的鸟巢烷型二萜类化合物（有独特的生物活性而备受人们的关注），以及从侧耳（Pleurotus mutilus）中发现的 mutilin 和 pleuromutilin（Egger 等，1976），空柄乳牛肝菌（Suillus cavipes）中分离的 cavipetins A 至 E（Toyota 等，1990），多汁乳菇（Lactarius volemus）中分离到的 volemolide（Kobata 等，1994），粗糙肉齿菌（Sarcodon scabrosus）中发现的 sarcodonines A 至 G（Ma 等，2005；Liu 等，2007；刘吉开，2004）。

3. 倍半萜

倍半萜是药用真菌中一类最大最重要的化学成分，也是研究最多最透彻的一类成分，其结构类型多样，活性也多样。倍半萜类成分在药用真菌中分布比较集中，而且真菌中还有很多结构类型独特、生物合成途径和高等植物不太一样的倍半萜骨架类型。倍半萜研究主要集中于牛肝菌、红菇、香菇、乳菇、小皮伞和蜜环菌等药用真菌，其他的如灵芝、蘑菇等也有少量分布。同时这些倍半萜结构类型还可以为担子菌的系统学分类提供证据。目前报道的倍半萜主要有 16 类（刘吉开，2004），分别是窄盖木层孔菌（Phellinus tremulae）的 tremulane、簇生垂幕菇（Hypholoma fasciculare）的 caryphylane（Rukachaisirikul 等，2005）、绒柄裸伞（Gymnopus confluens）的 collybial 等。报道最多的来自蜜环菌（Armillaria mellea）的 protoilludane、来源于球果小皮伞（Marasmius conigenus）和乳菇（Lactarius spp.）的 marasmane、来源于红菇（Russula vinosa Lindblad）和乳菇（Lactarius spp.）的 lactarane（一大类倍半萜，报道超过 50 个）、多种药用真菌来源的 cucumane 和 fomannosane-2 种类型、来自杯伞（Clitocybe illudens）、月夜菌（Lampteromyces japonicus）、田头菇（Agrocybe aegeria）和杯瑚菌（Clavicoronapyxidata）的 illudane（该类型含有一个特异的三元环结构片段）、isoilludane 类如可望成为抗肿瘤药物的 illudin M、hirsutane 类、pleurotel lanes 类；子囊菌如 Ophiostoma piceae（Ceratocystis piceae）中的 Cerapicanes 类、来自布氏黑蛋巢菌（Cyathus bulleri）的 bullerane，来自（Merulius tremellosus）的 isollactarane 和 merulane 类型。

（二）甾体

药用真菌中甾体化合物相对萜类成分报道较少，目前发现的类型主要为麦角甾醇类及其衍生物，该类成分在灵芝属真菌中报道较多。甾醇类化合物是一类重要的原维生素 D，受紫外线照射可转化为维生素 D，麦角菌、侧耳、酵母菌、猪苓、冬虫夏草、金针菇等药用真菌中均含有甾醇类化合物（刘波等，1984；兰进等，1996；吴兴亮等，2012），近年报道了一些新的环氧、过氧麦角甾化合物，如紫色粉孢牛肝菌（Tylopilus plumbeoyiolaceus）子实体中发现 2 个 C28、C29 断裂形成烯醚新麦角甾醇 tylopiol A 和 tylopiol B（吴少华等，2009）。此外，药用真菌也报道有少部分豆甾醇类化合物。编者从海南采集的灵芝科真菌热带灵芝、喜热灵芝、海南灵芝（Ganoderma haianense）、厦门假芝、皱盖假芝（Amauroderma rude）中均发现含有麦角甾醇类成分。

（三）生物碱

在药用真菌化学成分中，生物碱也是重要的一种。从真菌中分离出来的生物碱可分为吲哚、嘌呤和吡咯 3 类。以前对吲哚类生物碱报道较多，吲哚类主要有麦角碱、麦角胺新碱、麦角胺、麦角异胺、麦角生碱等六对旋光异构体。嘌呤类如香菇嘌呤，而灵芝碱甲和灵芝碱乙属于吡咯类生物碱。近年药用真菌中腺苷类、环肽类生物碱也有一些报道，从人工蛹虫草（Cordyceps militaris）子实体中分离得到 5 个腺苷类化合物和 1 个新化合物虫草环肽 A（cordycepeptide A）（王晓玲，2007；章伟明等，2008）。另外一类重要的生物碱则是生物碱类毒素，包括环肽类毒素和其他小分子生物碱毒素。毒环肽主要为鹅膏毒环肽（amantins），分布于鹅膏菌如鳞柄白毒鹅膏（Amanita virosa）和条纹毒鹅膏（Amanita phalloides），其鹅膏毒环肽毒性比氰化物大数十倍。一般可分为 2 类：含 8 个氨基酸的鹅膏毒素（amatoxins）和 7 个氨基酸的鬼笔毒素（phallotoxin）（刘非燕，2006；陈作红等，2003）。其他小分子毒生物碱包括分布于鹿花菌（Gyromitra esculea）的鹿花菌素（gyromitrin）、来自丝膜菌（Cortinarius spp.）的丝膜菌素（刘非燕，2006），杯伞属（Clitocybe）和丝盖伞属（Inocybe）的毒蝇碱、鹅膏氨酸毒素，墨汁拟鬼伞（Coprinopsis atramentaria）中的鬼伞毒素（copine），来自光盖伞、花褶伞、锥盖伞和裸伞的裸盖菇素和脱磷裸盖菇素（刘荣，2010）。还有一些生物碱能与金属离子螯合或独自显出鲜艳的颜色，成为有经济价值的色素，如 blennione、haematopodin 等（Spiteller 等，2002；Baumann 等，2003）。另外，还从灵芝中分离到吡啶类生物碱 sinensine（Liu 等，2010），厦门假芝中得到 7,8- 二甲基咯嗪（Zhang 等，2013）。

药用真菌治疗肿瘤

（四）酚性成分

药用真菌中的酚性成分相对于植物来说含量较少，但是真菌中往往含有一些特殊的、卤代的酚性成分，如亚稀褶黑菇（Russula subnigricans）的亚稀褶黑菇毒素、黏小奥德蘑（Oudemansiella mucida）和嗜球果伞（Strobilurus tenacellus）的小奥德蘑素（oudemansins）（Anke 等，1990）和嗜球果伞素（strobilurines）（昝立峰等，2005）、地花菌中的地花菌素（albaconol）和 grifolin、干巴菌（Thelephora ganbajun）中分离到的一类多苯乙酰化联三苯类化合物。蜜环菌和假蜜环菌菌丝发酵液中发现系列的倍半萜酚酯类化合物。奇丝地花孔菌（Albatrellus dispansus）含有法尼基酚类化合物（杨小龙，2009）。编者从热带灵芝中发现带有七元环单萜基团的新酚性成分（Hu 等，2013）。

（五）鞘脂

鞘脂广泛存在于各类真菌中，是真核生物细胞质膜组成成分。药用真菌来源的鞘酯基本结构为神经酰胺，即以（神经）鞘氨醇为基本骨架，与长链脂肪酸形成的酰胺类化合物。鞘脂可分为以下几类：神经酰胺、脑苷、糖鞘脂、肌醇磷酸神经酰胺、二肌醇磷酸神经酰胺。神经酰胺如蜜环菌中的新化合物 armillaramide，灰树花（Grifola frondosa）孢子粉中发现 4 个新神经酰胺，其鞘氨醇骨架相同而脂肪链长短不同。脑苷（cerebrosides）为神经酰胺的 1 位羟基与糖连接而成，可分为葡萄糖脑苷和半乳糖脑苷，药用真菌中常见的是葡萄糖脑苷（刘荣，2010），目前从灵芝共生菌（Calcarisporium arbuscura）发酵菌丝体中分得 4 个脑苷化合物。糖鞘脂（glycosphingohpides）为神经酰胺的 1 位羟基与寡糖连接而成。肌醇磷酸神经酰胺（inositolphosphocemmides）是由磷酸分别与神经酰胺的 1 位羟基以及肌醇或其衍生物的 1 位羟基连接而成的二酯。

010

（六）色素类

药用真菌中分离出来的色素亦常有报道，其结构可分为：双聚色酮、芘醌、双聚蒽醌类、双聚萘骈吡喃酮类、1, 2- 吡喃酮类等化合物。双聚色酮类是一类由 2 个分子的色酮聚合而成的化合物，如麦角菌中含有一种双聚色酮及两种异构体，它们与麦角及其提取物的颜色有关，从竹黄菌中分离出来的竹红菌素 A，是一种芘醌类化合物。国外对真菌中色素研究较早，目前已发现的比较重要的色素有紫绒丝膜菌（Cortinarius violaceus）中的 strobilurin、淡红侧耳（Pleurotus djamor）中的 indolone、红汁小菇（Mycana haematopus）中的 haematopodin 和澳大利亚产蘑菇中发现的系列 dermocanarin 类色素以及乳菇（Lactarius blennius）子实体中发现的绿色色素 blennione（Spiteller 等，2002；Baumann 等，2003）。编者研究发现多种海南野生灵芝科真菌（热带灵芝、海南灵芝、厦门假芝、皱盖假芝等）中含有苯并吡酮类化合物，很可能是灵芝科真菌颜色的主要成分之一。

（七）多糖

20 世纪 80 年代起，随着多糖生物活性的广泛研究，人们对药用真菌研究最多的也是多糖，各种食用和药用甚至一些非药用真菌都有多糖的报道。真菌多糖是 7 个分子以上存在于自然界中醛糖、核酮糖通过糖苷键缩合而成的多聚物。药用真菌多糖作为一类具有重要生物活性的物质，在对人类一些疑难病症的治疗方面显示出很好的疗效。目前报道最多的主要集中于香菇多糖、灵芝多糖、云芝多糖、松茸多糖、银耳多糖、猪苓多糖、虫草多糖、金针菇多糖、黑木耳多糖、茯苓多糖、猴头多糖等。有关药用真菌多糖研究热点主要集中在药用真菌的营养与生理学活性，药用真菌多糖的提取、纯化工艺以及结构分析等。以目前研究最多的灵芝多糖为例，多糖类化合物是灵芝（Ganoderma spp.）所含主要化学成分之一，灵芝多糖种类很多，有水溶性多糖、酸性多糖和碱性多糖。目前，已分离到 200 多种灵芝多糖，其中大部分为 β- 型葡聚糖，少数为 α- 型葡聚糖，还有一些氨基聚糖、脱氧聚糖和蛋白聚糖（Habijanic 等，2009；Gao 等，2009）。这些研究为开发和利用药用真菌提供了科学依据。近年来随着科学的发展，新技术和新方法的应用，越来越多的药用真菌多糖被发掘出来，并且结构得到确定，如从雷丸（Omphalia lapidescens）中得到的葡聚糖，分子主链为 β-D-（1–3）连接的葡聚糖，支链连在主链的 6 位，每隔 3 个主链单元连接 2 个支链；从银耳中得到的甘露聚糖，分子主链为 β-D-（1–3）连接的甘露糖，支链分别连在主链的 2、4、6 位；从松杉灵芝菌丝体中得到的杂多糖 GFb，相对分子质量为 9.8 万，主链为 1–6 葡萄糖基和 1–6 半乳糖基构成，侧链由 1–3 葡萄糖基、1–4 葡萄糖基、末端葡萄糖基及末端半乳糖基构成（王冠英等，2011）。

（八）其他类型成分

药用真菌中含有丰富的氨基酸，且多数药用真菌中氨基酸种类丰富，含量高，大多可以食用。一些有毒菌也含有非蛋白氨基酸，如从有毒蘑菇的杯伞（Clitocybe acromelalga）中发现 16 个非蛋白氨基酸（Yamano 等，1992）。糖多肽和糖蛋白在药用真菌中也偶有报道，如从灵芝中分离得到 7 个肽多糖，其中两个为 TGLP-2 和 TGLP-3，其中 TGLP-2 相对分子质量为 20.9 万，为 β-（1–3）（1–4）连接的甘露葡聚糖肽，含肽量为 8.9%，TGLP-3 相对分子质量为 4.5 万，为 β-（1–3）（1–4）（1–6）苷键连接的葡聚糖肽，含肽量为 4%（Gao 等，2009）。药用真菌中还有核酸、蛋白质、有机酸、多元醇、呋喃衍生物类、微量元素、素食纤维和维生素等成分。另外，真菌中还有多种用于工业、医疗或食品加工用的酶。

二、中国药用真菌生物活性研究概述

药用真菌化学成分的多样性决定其具有多种生物活性功能。真菌在长期进化过程中，为了防御动物和其他真菌或细菌的侵害，为了和其他植物特异性地共生或入侵感染其他动植物，为了自身的生长调节，为了吸引其他昆虫或动物来传送孢子，所以特异性的进化产生各种结构多样和活性多样的化学成分，作为自身或者和其他动物、植物、真菌和细菌的信号分子。而这些次生代谢物质往往具有多种生物活性，这就成了人类利用其治病、防病的基础，同时也成了人类利用真菌防治动植物病虫害的武器。目前药用真菌报道较多的几种重要生物活性功能主要包括抗肿瘤、免疫调节、心血管系统、降血脂、保肝、抗菌、抗病毒、生物毒害等。

（一）抗肿瘤作用

药用真菌抗肿瘤活性成分研究较多的为多糖和三萜类成分，真菌多糖的抗肿瘤活性主要表现在对肿瘤的抑制作用及恢复和提高患者免疫功能而抗肿瘤作用药用真菌代谢产物抑制肿瘤率在 90%～100% 的种类多达 100 余种。它与化学疗法相结合可减少或降低化学药物的不良反应。近年来，对真菌多糖抗癌活性的报道很多，具有抗肿瘤作用的真菌多糖大部分为葡聚糖，一般以（1-3）（1-6）糖苷键连接的葡聚糖是有活性的。相对分子质量越大，抗癌效果越好。真菌多糖抗肿瘤机制主要是激活机体内免疫细胞并促进其增殖与分化，从而激活 T 细胞，产生抗癌作用。现代研究表明灵芝多糖通过对机体免疫系统的介导作用，能明显延长 S180、U14 腹水型荷瘤小鼠生存期。低分子量的姬松茸多糖能够促进淋巴细胞的增殖，对 k562 细胞有抑制作用；姬松茸多糖对 k562 和白细胞介素 -60（HL-60）细胞系有抑制作用，而且与反义寡聚核苷酸协同诱导 HL-60 细胞系凋亡。姬松茸多糖对肝癌细胞 Bel27402 有抑制作用，其机制不是通过直接的细胞毒性作用，而是通过增强小鼠的细胞免疫功能诱导肿瘤细胞凋亡。抗肿瘤三萜类成分包括灵芝三萜和茯苓三萜。茯苓三萜对多种肿瘤均有很强的抑制活性，如肺癌、卵巢癌、皮肤癌、中枢神经癌、直肠癌等。灵芝三萜可抑制脾脏原生肿瘤和肝脏转移瘤，其抑制转移瘤的机制可能是灵芝三萜抑制了由肿瘤引起的血管增生，如 Ganoderic acid T 通过诱导细胞凋亡和使细胞周期停滞在 G_1 期，可以显著抑制高转移性肺癌细胞株（95-D）的增殖，线粒体功能异常和蛋白 P53 的表达可以介导这种细胞凋亡的发生。ganoderic acid X（GAX）可以抑制拓扑异构酶 II a，迅速地抑制 HuH-7 人肝癌细胞 DNA 合成，同时激活细胞外信号调节激酶（ERK）和 C-Jun 氨基端激酶（JNK）有丝分裂原（细胞分裂剂）激活蛋白激酶和细胞凋亡（徐锦堂，1997；刘非燕，2006；王冠英等，2011）。一些种类如槐栓菌（Tametes robiniophila）、灵芝（Ganoderma lucidum）、松杉灵芝（Ganoderma tsugae）、猴头（Hericium erinaceus）、桑黄等，现已开始治疗肿瘤的临床试验。

（二）免疫调节作用

药用真菌能影响机体的多种免疫功能，具有免疫调节作用，并能增强单核巨噬细胞系统功能、增强细胞免疫功能、促进细胞因子的产生和增强体液免疫反应。药用真菌多糖可通过对淋巴细胞、巨噬细胞、网状内皮系统等的作用来调节机体的免疫功能。作为生物反应调节剂，它不仅能够激活 T 淋巴细胞、B 淋巴细胞、巨噬细胞、自然杀伤细胞（NK）等免疫细胞，还能活化补体，促进细胞因子的生成，全面发挥对机体的调节作用。如研究最多的香菇多糖能激活巨噬细胞和淋巴细胞，提高巨噬细胞的趋化性和淋巴细胞对 Yac-1 细胞、P-815 细胞的毒性反应水平，促进小鼠淋巴细胞成熟、分化和增殖。灵芝多糖对小鼠混合淋巴反应（MLR）有促进作用，对 MLR 中的 T 淋巴细胞增殖有加速转化的作用，对免疫抑制剂环磷酰胺的抑制作用有拮抗作用。灵芝醇 F、灵芝酮二醇、灵芝酮三醇能有效地抑制补体激活的经典途径，灵芝酸能促使带lewis肺癌的Guinea猪体内IL-2的含量上升，并提高NK细胞的免疫活性，具有免疫促进功能。灵芝三萜通过促使CD3、CD4亚群细胞表达CD69和HLA-DR，来促进T淋巴细胞（CD3细胞）的活化（Iimori等，1993；金丽琴等，2002；车振明，2004）。

（三）心血管系统作用

药用真菌对心血管疾病有很好的治疗和预防作用，目前已发现多种重要药用真菌对心血管疾病具有治疗作用，且已有临床应用。灵芝对血液循环系统有综合性疗效，灵芝对大鼠血管平滑肌细胞有抗脂质过氧化作用，其抗动脉粥样硬化的作用机制可能与对抗活性氧引发的脂质过氧化反应、增强体内抗氧化酶的活性有关。灵芝多糖对DM大鼠有降低血糖、血脂和升高胰岛素水平的作用（陶美华等，2009）。茯苓的各种提取物都能使鼠和蟾蜍的心肌收缩力增强、心率加快。茯苓素还可抑制毛细血管的通透性，增强小鼠心肌Rb的摄取。茯苓三萜可降低非胰岛素依赖性糖尿病大鼠的高血糖。竹黄（Shiraia bambusicola）有保护心血管作用，能使离体蛙心收缩力减弱，心率变慢，对离体兔耳有直接扩张作用，能降低麻醉兔血压，并可显著地延长血浆复钙时间。银耳多糖可明显延长特异性血栓和纤维蛋白血栓的形成时间，缩短血栓长度，降低血小板数目、血小板黏附率和血液黏度，降低血浆纤维蛋白原含量，升高纤溶酶活性（陈占利等，2011）。冬虫夏草（Opiocordyceps sinensis/Cordyceps sinensis）中蛋白质大分子部分对降血压及抗血栓有良好的效果，提取物能促进大白鼠血小板凝聚而起到止血作用，其醇提取液能抑制大鼠血栓形成，能促进心肌细胞钙内流，抗心律失常，减慢心率，增加心输出血量和冠状动脉流量，有特异性增强心肌缺氧能力，具有降低血压、扩张血管的动能，对缺血心肌有保护作用。临床上灵芝菌液对高血脂人群的血脂和症状均有显著的改善作用。黄芪和冬虫夏草治疗68例冠心病和高血压心脏病患者，用药 8 周后左室舒张功能及血脂各指标均较用药前有显著改善，说明黄芪和冬虫夏草对冠心病和高血压心脏病患者的左室舒张功能及血脂的改善疗效显著。用香菇有效成分（Lentysin）治疗高脂血症患者（包括动脉粥样硬化、糖尿病、高血压）发现患者血中的甘油三酯、磷脂、总脂及非脂型脂肪酸均有所下降（陶美华等，2009）。

（四）降血脂作用

药用真菌的降血脂作用是近年研究较多的一类重要药理活性，多种真菌显示具有显著的降血脂功效。灵芝中的多糖与三萜类化合物具有降血脂作用，其中灵芝多糖能增强脂蛋白脂肪酶的活性，使乳糜微粒中甘油三酯（TG）分解成脂肪酸，然后被氧化，使血中乳糜微粒减少而澄清，从而降低大鼠的血浆比黏度。灵芝菌丝体可降低成年雄性大鼠血清总胆固醇（TC）、TG 含量，升高高密度脂蛋白胆固醇（HDL-C）含量，提高卵磷脂胆固醇酰基转移酶的相对活性。实验性高脂血症的小鼠连续灌胃虫草或虫草菌粉可明显降低 TC 含量，皮下注射虫草菌醇提取液可降低胆固醇及血浆 β- 脂蛋白，皮下注射虫草或发酵虫草菌丝醇提取物还能显著降低正常小白鼠的 TC 和 TG 含量，并显著抑制静脉注射 Trion 所致 TC 及 TG 升高。家兔模型结果发现发酵虫草菌丝醇提物还能抑制因长期高胆固醇饲料饲养而导致的 TC 和 β-LP 的增高，降低主动脉胆固醇酯的含量，并减轻动脉管壁的粥样硬化程度。香菇中的香菇嘌呤能降低血清中各种脂类，包括胆固醇，其降血脂作用比常用降血脂药物氯贝丁酯要强 10 倍，且口服比注射有效，同时，它能降低因进食超量酪蛋白引起的高胆固醇，也能降低胆汁中的胆固醇而增加脱氧胆酸（Zhang 等，2012）。云芝多糖在体外可增加小鼠腹腔巨噬细胞表面结合标记 I 低密度脂蛋白，并促进后者内移和降解，表明云芝多糖可通过刺激清道夫受体途径，整体发挥降脂作用。云南产的野生黑牛肝菌（Boletus aereous）

或华美牛肝菌（Boletus speciosus）饲喂高脂血症大鼠，可显著降低血清中 TC、LDL-C、TG 的含量，并能显著提高 HDL-C 含量（陶美华等，2009）。此外，一些药食两用真菌如灰树花（Grifola frondosa）、巴西蘑菇（Agaricus brasiliensis）、银耳、侧耳（Pleurotus ostreatus）、木耳、金针菇（Flammulina velutiper）等也具有降血脂作用。

（五）保肝作用

我国研制的蜜环菌甲素和蜜环菌乙素，取自假蜜环菌（Armillaria tabescens）的菌丝体，用它制成的"亮菌片"对胆囊炎和传染性肝炎有一定疗效。目前我国市售的肝炎辅助治疗剂（健肝片）就是用蘑菇的浸出液浓缩而制成。灵芝乙醚部分可保护由四氯化碳引起的肝损伤，这可能与其具有抑制 β- 葡萄糖苷酸酶活性有关。真菌多糖可以促进肝细胞内 RNA、蛋白质的合成，增加肝细胞内糖原的含量和能量贮存，提高肝细胞的再生能力，减轻各种化学药物对肝脏的损伤，从而起到解毒保肝的作用。动物实验证明，从薄盖灵芝菌丝体中提出的薄醇醚可使部分切除肝脏的小鼠的肝脏的再生能力加强，并能对抗大剂量吲哚美辛对小白鼠的毒性作用。临床发现香菇多糖对慢性病毒性肝炎有一定的治疗效果（陶美华等，2009）。云芝（Trametes versicolor）、槐栓菌（Trametes robiniophila）、假蜜环菌、树舌灵芝（Ganoderma applanatum）等在治疗肝炎方面也都有一定作用（应建浙等，1987）。

（六）抗菌作用

药用真菌次生代谢物质抑制植物病原菌的研究较早且较为深入，从中发现的杀菌活性物质已被作为农药先导化合物开发成了杀菌剂品种。大秃马勃（Calvatia gigantea）中的马勃菌素对稻瘟病菌和水稻白叶枯病菌等都有一定的抑制活性，小牛肝菌（Boletinus paluster）实体中分离到的 cavipetin A 对瓜枝孢的孢子形成有极强的抑制活性，月夜菌（Lampteromyces japonicus）的发酵液对灰葡萄孢菌（Botrytis cinerea）、尖镰孢菌（Fusarium oxysporum）、烟草疫霉菌（Phytophthora nicatianae）和稻瘟病菌（Magnaporthe oryzae）均有很强的抑制活性。新近开发出的 Strobilurin 类杀菌剂是以嗜球果伞素 A 为先导化合物合成的，嗜球果伞素 A 是从嗜球果伞培养的菌丝体中首次发现的，具有很强的杀菌活性。一些药用真菌的提取液也有抑菌活性，如由鲑贝芝（Irpex consors）培养液和菌体分离的鲑贝芝素能抑制革兰阳性菌的生长，隐杯伞（Clitocybe illudes）中的隐杯伞素 M 和 S 对霉菌有抑制作用，水粉杯伞产生的水粉罩素对分枝杆菌和噬菌体起拮抗作用。来自真菌的抗生素主要作用于革兰阳性细菌，对霉菌、革兰阴性细菌、分枝杆菌、噬菌体和丝状真菌亦有作用。冬虫夏草素（虫草酸）对许多致病细菌和致病真菌皆有抑菌作用，茯苓（Poria cocos）煎剂对金黄色葡萄球菌、结核杆菌及变形杆菌皆有抑菌作用。干巴革菌（Thelephora ganbajun）中发现的多苯乙酰化联三苯类化合物具有抗菌作用（Kawada 等，1998）。

（七）抗病毒作用

药用真菌粗提物对人体病原病毒和植物病毒具有抑制作用。灵芝三萜 ganoderiol F 和 ganodennanorariol 有抑制 HIV-1 的活性，从金针菇子实体中分离出一新的低分子量的蛋白质，能抑制 HIV-1 的逆转录酶。蘑菇、蜜环菌等担子菌子实体水提液和烟草花叶病毒混合后接种于植物体后其感染被阻止，水提液对烟草花叶病毒和黄瓜花叶病毒的感染抑制率在 80% 以上（陶美华等，2009）。研究发现香菇、金针菇、双孢蘑菇（Agaricus bisporus）、银耳和木耳等固体培养物的热水浸出物都能抑制烟草花叶病毒的侵染。蛋白类是药用真菌中具有显著抗病毒活性的物质，如杨树菇中含有一种抗烟草花叶病毒的碱性蛋白。香菇中还含有丰富的非蛋白抗病毒物质，其中分离得到的一种双链 RNA 具有抗植物病毒活性，香菇多糖对烟草花叶病毒和马铃薯花叶病毒有一定的抑制作用。

（八）生物毒害作用

药用真菌的子实体不被昆虫侵袭，受伤后的子实体能产生具有杀虫活性的次生代谢产物，这些次生代谢产物对害虫的作用包括毒杀、拒食和抑制生长发育等。对昆虫具有毒杀作用的活性成分主要包括核苷、蛋白、非蛋白氨基酸等物质。杯伞属（Clitocybe）含有对果蝇和黏虫有较强毒性的一种核苷 critocine，在杯伞属、蜡伞属（Hygrophorus）、牛肝菌属（Boletus）和香菇属（Lentinus）等具有杀虫活性的药用真菌中，蛋白质是其中的主要杀虫活性物质。毒蝇鹅膏菌（Amanita muscaria）含有的毒蕈碱，毒蝇口蘑（Tricholoma muscarium）含有的口蘑氨酸和蛤蟆菌含有的鹅膏氨酸具有杀蝇作用（陈作红等，2003）。蛹虫草（Cordyceps militaris）所含虫草菌素对幼蚊有毒杀效果。华美牛肝菌（Boletus speciosus）和点柄乳牛肝菌（Suillus granulatus）提取物对小菜蛾和黏虫有较高的毒杀或拒食活性。稀褶黑菇（Russula nigricans）、黄粉牛肝菌（Pulveroboletus ravenelii）对桃潜叶蛾的幼虫取食有一定的抑制作用。来源于乳菇属（Lactarius）药用真菌的倍半菇类化合物对仓储害虫杂拟谷盗及谷象等有较高的拒食活性，其中乳菇烷和小皮伞烷骨架类型化合物比异乳菇烷类型的活性强。大环柄菇属（Macrolepiota）、鹅膏菌属（Amanita）、斜盖伞属（Clitoplus）等对地中海夜蛾幼虫表现出明显的拒食及驱避作用。另外，毒蝇鹅膏菌（Amanita muscaria）具有抑制黑腹果蝇幼虫生长发育活性。鹅膏中还含有一类鹅膏氨酸的毒素，作用于中枢神经系统，引起肌肉痉挛、眩晕、深睡和奇异梦境。此外，药用真菌中一些醌类、生物碱类、萜类、大环内酯类、肽类等次生代谢产物具有杀线虫活性。粗皮侧耳菌丝细胞提取物和菌丝液体培养滤液对植物寄生线虫具有较强的毒杀活性，柱状田头菇（茶树菇）（Agrocybe cylindracea）菌渣对番茄根结线虫具有很好的防治效果。最近报道的云南小白菇（Trogia venenata）中非蛋白小分子氨基酸被证实是引起当地居民误食死亡的主要原因（Zhou 等，2012）。

（九）其他药用功效

药用真菌的药理作用比较复杂，除以上所述外，还具有其他方面的作用。

神经系统作用：冬虫夏草乙醇提取物能抑制小鼠自主活动，延长戊巴比妥睡眠时间；小刺猴头（Hericum capt-medusae）对中枢抑制药有协同作用，对中枢兴奋药有对抗作用；安络裸柄伞（Gymnopus androsaceus）有较好的镇痛作用。能引起小孩视幻觉的硫黄菌（Laetiporus sulphureus）羊毛甾三萜类成分具有多巴胺 D_2 受体激动样作用（多巴胺 D_2 受体激动药临床上用来治疗帕金森病）。多种海南野生灵芝（热带灵芝、海南灵芝、厦门假芝等）含有抑制乙酰胆碱酯酶的羊毛甾三萜活性成分，表现为神经保护作用。

清除自由基作用：灵芝（Ganoderma sichuanense=Ganoderma lingzhi）、灰树花（Grifola frondos）、银耳（Tremella fuciformis）等的多糖均有清除过氧化物和自由基的作用，其中灵芝抗衰老作用主要是通过提高抗氧化酶活性、清除体内自由基而起作用的，其中超氧化物歧化酶（SOD）和谷胱甘肽过氧化物酶（GSH-Px）是机体内清除有害自由基的重要抗氧化酶，可保护细胞免受损伤，延缓细胞衰老。

降血糖作用：灵芝子实体的热水提取物、银耳多糖、猴头多糖等可以提高实验动物血液中胰岛素含量，增加糖代谢系统酶的活性，降低血糖的含量。亮菌的发酵液提取的有效成分能促进骨髓细胞中蛋白质及核酸的合成，可以促进骨髓细胞的增殖与分化，并可防止骨髓细胞中染色体的畸变，具有抗放射线能力。

其他：药用真菌还有调节内分泌和代谢作用、止咳、平喘作用、抗溃疡作用等。鬼毛针可治疗麻风患者神经痛，蘑菇（双孢蘑菇）（Agaricus campestris）子实体预防贫血症、毛细血管破裂、牙床及腹腔出血等疾病，民间用灵芝、蜜环菌治疗冠心病，用马勃、木耳止血，用银耳滋阴补气、强心补脑，用正红菇（Russula vinosa）加青仁黑豆与赤肉炖服以治产妇贫血，猪苓菌核治水肿、利尿、解毒、健胃整肠，茯苓利尿排毒等更是流传久远。近年从褐盖韧革菌（Boreostereum vibrans）中发现一个强胰脂肪酶抑制药化合物韧革菌素（vibralactone），显示具有减肥活性（Liu 等，2006）。

三、中国药用真菌的应用前景

药用真菌资源中蕴藏着结构新颖、变化多样和具有显著生物活性的化合物，它的经济价值和药用潜力越来越受到人们的重视。随着人类社会的发展，人类"崇尚自然，回归自然"的呼声越来越高，对天然药物和天然保健品的社会需求日益增长。无论是发展中国家还是发达国家，传统医药已在全球范围内引起人们的普遍关注，药用真菌以其多方面的生物活性和安全无不良反应而备受青睐，从真菌药中寻找疗效高、毒性低的新药已成为近年来国内外药学工作者关注的热点之一。我国药用真菌资源非常丰富，近年来许多学者对药用真菌资源进行考察发掘，有一些新的药用真菌得到了深入研究并投入生产，更多的药用真菌种类将被不断发现与挖掘，但是从总体上来说该学科发展还是较慢，研究力度不够。我国药用真菌目前主要依靠野生资源，很多地方仅有少数几种重要药用真菌获得栽培成功，今后真菌学和医学工作者要在驯化新品种、开发新产品以及在真菌药制剂等的药理、入药途径和生产制作标准上加强研究。目前，国内的研究一般集中在开发难度相对较低的作为保健品的真菌资源，如药用真菌多糖的开发研制出一系列药品和保健品，在传统的丸、汤剂基础上又开发了针剂、冲剂、片剂、胶囊、糖浆乃至保健口服液、饮品、速溶茶、酒饮料等各种产品约 30 多种。

药用真菌相对于药用动植物有着天然的开发优势，真菌（特别是腐

第 2 章 抗肿瘤的野生药用真菌的药理作用

021

生真菌）可以进行发酵，不需要占用大量的土地和环境资源，也不会对自然野生环境和生态造成破坏，就可以大量实现工业化生产，而且产生的废料还能成为植物肥料或动物饲料，具有环境友好的特点。多数药用真菌目前仍不能进行人工驯化，今后人工驯化栽培是十分重要的工作，同时也要不断提高液体和固体发酵技术，完善生产工艺。药用真菌化学成分类型多样，生物活性也很广泛，不少次生代谢产物可以作为先导化合物，有待开发成新的天然药物。随着现代天然产物研究领域的分离、纯化和结构鉴定的蓬勃发展，越来越多的天然产物领域的学者把目光投到药用真菌上来，越来越多的活性成分从药用真菌中分离鉴定，因此研究和开发我国的药用真菌资源也显得越来越紧迫，这个领域将成为我国天然产物研究领域的重大课题之一。药用真菌及真菌药的市场前景总的形势较好，大多数传统药用真菌仍有较大市场，如灵芝、虫草、茯苓等依然是中药复方中应用最多的药物，市场需要量较大，后开发的蜜环菌、猴头、云芝等均久销不衰。目前野生或有毒的药用真菌研究相对较少，而往往这些有毒菌大都具有很强的药理活性，是新药研究和开发的一个重要领域，相信随着科学的发展和药用真菌研发工作的不断深入，药用真菌资源将会得到合理可持续利用并造福人类，为我国医药经济的飞跃发展扮演极其重要的角色。

（一）灵芝

【成分药理】

1. 抗肿瘤作用

自身免疫功能的低下或失调，是肿瘤发生并扩展的重要原因。赤芝是最佳的免疫功能调节和激活药，它可显著提高机体的免疫功能，增强患者自身的抗癌能力。赤芝可以通过促进白细胞介素 –2 的生成，通过促进单核巨噬细胞的吞噬功能、提升人体的造血能力尤其是白细胞的指标水平，此外通过其中某些有效成分对癌细胞的抑制作用，成为抗肿瘤和癌症辅助治疗的优选药物。赤芝对人体几乎没有任何不良反应。这种无毒性的免疫活化药的优点，恰恰是许多肿瘤化疗药物和其他免疫促进药都不具有的。

2. 保肝解毒作用

赤芝对多种理化及生物因素引起的肝损伤有保护作用。无论在肝脏损害发生前还是发生后，服用赤芝都可保护肝脏，减轻肝损伤。赤芝能促进肝脏对药物、毒物的代谢，对于中毒性肝炎有确切的疗效。尤其是慢性肝炎，赤芝可明显消除头晕、乏力、恶心、肝区不适等症状，并可有效地改善肝功能，使各项指标趋于正常。所以，赤芝可用于治疗慢性中毒、各类慢性肝炎、肝硬化、肝功能障碍。

3. 对心血管系统的作用

动物实验和临床试验均表明，赤芝可有效地扩张冠状动脉，增加冠脉血流量，改善心肌微循环，增强心肌氧和能量的供给。由此可见，赤芝对心肌缺血的心肌具有保护作用，可广泛用于冠心病、心绞痛等疾病的治疗和预防。对高血脂患者，赤芝可明显降低血胆固醇、脂蛋白和甘油三酯，并能预防动脉粥样硬化斑块的形成。对于动脉粥样硬化斑块已经形成的患者，则有降低动脉壁胆固醇含量、软化血管、防止进一步损伤的作用。并可改善局部微循环，阻止血小板聚集。这些功效对于多种类型的中风有良好的防治作用。

4. 抗衰老作用

赤芝所含的多糖、多肽等有着明显的延缓衰老功效。此功效主要基于以下机制：①促进和调整免疫功能。对于成年人和老年人而言，这种促进和调整可明显延缓衰老。对于处于生长发育阶段的少年儿童而言，则可促进其免疫功能的完善，增强抗病能力，确保其健康成长。②调节代谢平衡，促进核酸和蛋白质的合成。研究表明，赤芝能促进血清、肝脏、骨髓的核酸和蛋白质的生物合成，因此可以有效地抗病、抗衰老。观察表明，服用赤芝以抗衰老，不仅对老年人有益，对各年龄阶段的人士均适用，因为生长发育的过程，也就是走向衰老的过程。③抗自由基作用。生物体所产生的内源性防卫自由基损伤的抗氧化剂或抗氧化酶类物质（如超氧化物歧化酶，SOD）的降低，是人体衰老的一个原因。赤芝多糖有显著的抗 SOD 活性，可显著清除机体产生的自由基，从而阻止自由基对机体的损伤，防止了机体的过氧化，保护了细胞，延缓了细胞衰老。④赤芝多糖能显著增强细胞核内 DNA 合成能力，并可增加细胞的分裂代数，从而对祛纹除皱、延缓机体衰老有明显的疗效。

5. 抗神经衰弱作用

赤芝被用于神经衰弱症与失眠的治疗，是由于它对中枢神经能起到良好的作用。特殊提取物能激发运动性抑制，使运动性降低，能协调运动失调，呈现用量依赖性镇病效果。对于环己巴比妥的催眠作用，能缩短患者的睡眠时间，能延长中枢神经兴奋药咖啡因导致的痉挛及死亡的时间，这些结果表明，赤芝对于中枢呈抑制性作用。

6. 暝眩反应

服用灵芝出现暝眩反应是指人的体质或身体机能由不好转好（如酸性体质变为健康弱酸体质），人体在排除毒素时（如药品、食物中农药、人工添加剂、饲料中的激素、抗生素、人体产生的废物等残留）身体的反应。中医将暝眩反应称之为好转反应，所以又称为排毒反应或者调整反应。暝眩反应是暂时性的，不是每一个人都会发生，也不是只发生一次。

7. 总结（表 2-1）

赤芝主要含麦角甾醇、有机酸、氨基葡萄糖、多糖类、树脂、甘露醇和多糖醇等麦角甾醇、树脂、脂肪酸、甘露醇和多糖类，又含生物碱、内酯、香豆精、水溶性蛋白质和多种酶类。提取赤芝中多糖、灵芝多肽、三萜类、16 种氨基酸（其中含有 7 种人体必需氨基酸）、蛋白质、甾类、甘露醇、香豆精苷、生物碱、有机酸（主含延胡索酸），以及微量元素 Ge、P、Fe、Ca、Mn、Zn 等有效成分能对症治疗心脑血管、消化、神经、内分泌、呼吸、运动等各个系统疾病，尤其对肿瘤、肝脏病变、失眠以及衰老的防治作用十分显著。

【相关反应】

- 过敏性体质。
- 体内化学物质积累过多（如药品、食物中农药、人工添加剂、饲料中的激素、抗生素、环境污染）。
- 五脏机制有异常迹象（高血糖、高血压、高尿酸、高血脂）。
- 免疫力增强与疾病或病变细胞对抗。
- 以前发生的内伤、运动伤害、车祸伤害。

【主要症状】

- 无瞑眩反应。睡眠品质提升，精神旺盛、生理时钟变得规律、心肺功能增强、免疫力强、感冒减少。
- 一般人刚开始注意全身保健时的瞑眩反应（不是每一项都会发生，而且通常2～5天或7～30天会消失）。
- 其他的瞑眩反应显示出可能的身体机能异常，身体的自愈力自动地修补调节该机能具体表现如下。
  - 有的人直接产生保健效果，无瞑眩反应。
  - 大部分人服用3～10天或2～3个月时发生瞑眩反应。
  - 少部分人服用半小时后发生瞑眩反应。
- 持续服用后，人体会对早年受内伤处重新修复，彻底消除瘀血并更新组织。反应持续时间一般为2～5天，表示身体机能异常的时间短或异常的情形较轻微；反应强烈者为7～30天，表示身体机能异常的时间较长或异常的情形较严重。如何降低反应。
  - 对症保健，待身体自觉症状解除或大幅减轻时再改变全身性保健。
  - 改为饭后服用。
  - 多补充水分。
  - 服用后做运动至全身发热但未流汗，加速新陈代谢。

- 少吃油炸、腌渍、刺激性食物，少吃肉。
- 就医做对症处理（如止痛、止痒），并继续保健以免前功尽弃。

表 2-1　野生灵芝、人工栽培灵芝、人工灵芝孢子粉三者的对比

类　别	野生灵芝	人工栽培灵芝	人工灵芝孢子粉
有机锗	800～2000ppm	无	无
多糖	2.38%	0.40%	0.75%
灵芝酸	15	5	极少
三萜	多	较少	极少
微量元素	配合完全	差异较大	差异极大
腺苷	多	少	少
其他成分	150 多种	10 多种	10 多种
农药	无	含量较高	含量较大

（二）东方栓菌

【成分药理】

对小白鼠肉瘤 S180 和艾氏腹水癌的抑制率为 80% 和 100%。祛风除湿，清肺止咳。

（三）紫丁香蘑

【成分药理】

紫丁香蘑（图 2-1）的提取物对小白鼠肉瘤 S180 的抑制率为 90%，对艾氏腹水癌的抑制率为 100%。并能调节机体正常糖代谢，促进神经传导。子实体含维生素 B_1、硬脂酸、神经酰胺和麦角甾醇类化合物。其中麦角甾醇类化合物能显示弱的抗 HIV 活性，对 L-1210 细胞株有极强的抗癌活性，能抑制 MCF-7 人类乳腺癌和 Walker 256 肉瘤细胞株生长。采用溶剂提取，硅胶柱层析分离，光谱和化学方法鉴定结构。结果 4 个

化合物分别鉴定为（2S, 3S, 4R, 2′ R）-2（2′ - 羟基二十四碳酰氨基）十八碳 -1, 3, 4- 三醇、5α, 8α- 表二氧 -（22E, 24R）- 麦角甾 -6，22- 二烯 -3β- 醇（ergosterol peroxide）、（22E, 24R）- 麦角甾 -5, 7, 22- 三烯 -3β- 醇（ergosterol）、硬脂酸（stearic acid）。此外，还具有抗炎、抗补体、免疫抑制、促进血小板凝聚、抗流感病毒、拮抗革兰阳性及阴性细菌等作用。

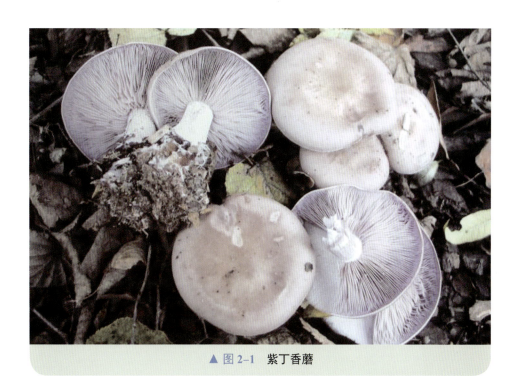

▲ 图 2-1　紫丁香蘑

（四）肉球菌

【成分药理】

肉球菌（图 2-2）一般指竹菌，竹菌醚提取物对小鼠肉瘤和小鼠宫颈癌有抑制作用。该提取物中的一个结晶组分发现有明显的细胞毒性。小鼠腹腔一次注射 5mg/kg 剂量可导致立即死亡。竹菌菌粉治疗肝癌、肺癌、胃癌、直肠癌病例表现出一定的缓解作用，除胃肠道反应以外，未见对造血系统等有明显的影响。据中国科学院昆明植物研究所的研究成果显示，该菌含有一种广谱抗细菌物质，此物质经有机溶剂提取后主要存在于乙醚提取物中。本品子座部分含松胞菌素 D 和竹菌素。从竹菌（肉球菌）的子实体分离到的松胞菌素 D 能专一性地影响哺乳动物细胞的微丝系统排列，抵抗病毒对细胞的感染，并对阴道滴虫具有有效的杀灭作用。有报道，松胞菌素为一类新型的细胞毒物质，能抑制细胞质分裂，高浓度时能使细胞核从细胞中脱出。晒干后药用，有抗菌消炎的作用，但其味苦，某些人服用后可能产生呕吐反应。民间以此菌治病历史悠久，对癌症、喉炎、扁桃腺炎、腮腺炎、胃炎、胃溃疡、急性肾炎、皮肤化脓等炎症有一定疗效。

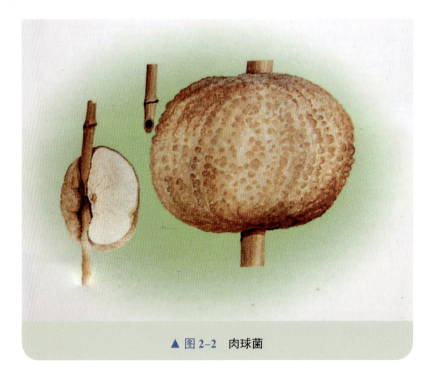

▲ 图 2-2　肉球菌

（五）桑黄

【成分药理】

桑黄（图 2-3）的抗癌作用机制是强化免疫力，诱导癌细胞自行死亡，抑制癌细胞的增殖及转移，减轻化疗和放疗的不良反应，缓解癌症特有的疼痛，阻止溃疡、息肉、良性肿瘤等恶变为癌症，预防、避免癌症的复发。预防和治疗类风湿关节炎。桑黄提取物能够完全抑制尿酸，对痛风有良好效果。抗过敏，对过敏性鼻炎、久治不愈的湿疹疗效很好。热水提取物对小白鼠肉瘤 S180 的抑制率为 87%，艾氏腹水癌的抑制率为 80%。含有落叶松蕈酸，藜芦酸，麦角甾醇，饱和脂肪酸，C23、C25 的饱和烃，甘氨酸，天冬氨酸等氨基酸，草酸，甘露岩藻半乳聚糖，木糖氧化酶，以及过氧化氢酶，脲酶，酯酶，多糖等。桑黄中的落叶松蕈酸有抑制汗腺分泌的作用，可用于治疗盗汗，还有洋地黄效应，低浓度兴奋平滑肌，大剂量则发生抑制作用，中毒量可引起延脑血管运动中枢、呼吸中枢先兴奋后抑制。桑黄对女性月经不调等妇科疾病也有疗效，被称为"妇科圣药"。

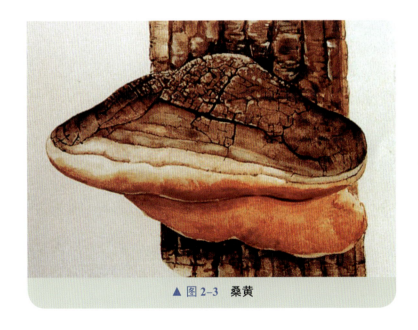

▲ 图 2-3　桑黄

（六）云芝

【成分药理】

云芝（图 2-4）有抗肿瘤作用，云芝多糖对肉瘤 S180、白血病 L1210 和腺癌 755 均有抑制作用。粗制品如云芝菌丝热水提取物，对 S180 抑制率为 77.5%，精制品活性增强，对 S180 抑制率达 99.3%。由于云芝多糖能明显抑制动物多种肿瘤，抗瘤谱较广。提高机体免疫功能：云芝多糖对小鼠腹腔巨噬细胞可加强其吞噬作用，对环磷酰胺引起的脾脏萎缩具有对抗作用。多糖能使胸腺缩小、脾脏重量增加。云芝多糖肽能使淋巴细胞明显增殖，小鼠腹腔内注射环磷酰胺 25mg/kg 抑制活化 T 细胞产生白细胞介素 –2（IL–2）和 T 细胞中介的迟发型超敏反应（DTH），如同时给予 PSP 25mg/kg，连续 5 天，可对抗上述免疫抑制效应。实验证明云芝多糖能提高腹腔巨噬细胞对乙酰低密度脂蛋白（AC–LDL）的结合、内移和降解，整体发挥降脂、抗动脉粥样硬化的作用。对中枢神经系统的作用，云芝多糖能改善小鼠和大鼠的学习记忆功能，对东莨菪碱所致的大鼠学习记忆障碍，有明显的改善作用。降血糖作用、抗肝炎。云芝多糖具有防止氧化损伤和抗伤害的作用。

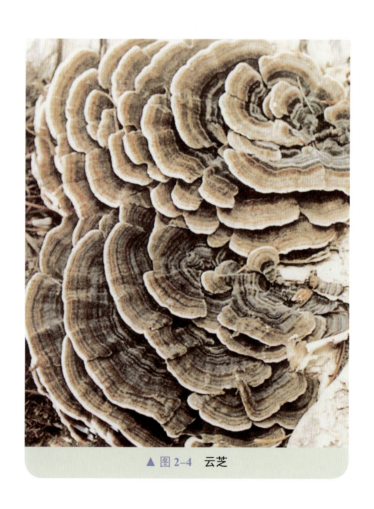

▲ 图2-4　云芝

（左侧竖排）**药用真菌治疗肿瘤**

（七）树舌

【成分药理】

树舌（图2-5）具有广泛的药理活性，主要包括调节机体免疫系统、抗肿瘤、抗病毒、消炎抗菌、降血糖、调节血压、阻碍血小板凝集和强心作用。腹水癌、神经系统疾病、肝炎、心脏病、糖尿病和糖尿病并发症，胃溃疡、急慢性胃炎、十二指肠溃疡、胃酸过多等胃病均可食用。树舌多糖以500μg/ml剂量最佳，并可协同伴刀豆球凝集素A（Con A）激活小鼠T淋巴细胞增殖。小鼠每日腹部皮下注射树舌多糖20mg/kg，连续10天，可明显增强T细胞对丝裂原Con A的反应性，小鼠脾细胞产生γ-IFN能力明显增强。口服或腹腔注射树舌多糖制剂可增强对蛋白质抗原的迟发性过敏反应，增强T淋巴细胞对IgG抗体应答的记忆功能，树舌多糖增强迟发性过敏反应可能是通过激活非特异性增强T细胞所致。静脉注射树舌提取物可保护蜱媒脑炎病毒K5对小鼠的致命感染。在四氯化碳所致肝纤维化病理进程中，使用树舌灵芝多糖进行干预，可显著

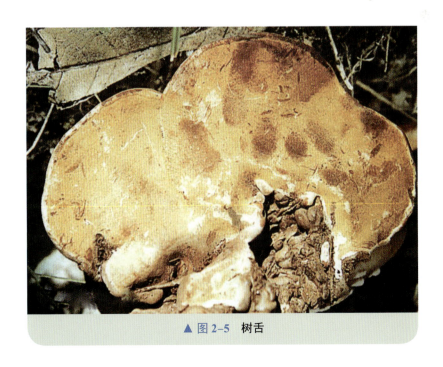

▲ 图2-5 树舌

第2章 抗肿瘤的野生药用真菌的药理作用

降低血清丙氨酸转移酶，提示树舌灵芝多糖能改善四氯化碳中毒的大鼠的肝脏功能，改善机体的整体状态。该菌含麦角甾醇，灵芝-22-烯酸A、F、G，灵芝酸A、P甲酯，树舌环氧酸A、B、C、D，赤杨烯酮，无羁萜，无羁萜醇，表无羁萜醇，色素葡聚糖CF1、CF2，多糖和棕榈酸，亚油酸等脂肪酸。

（八）粗毛褐孔菌

【成分药理】

粗毛褐孔菌（图2-6）可供药用，有抗癌作用，对小白鼠肉瘤S180和艾氏腹水癌抑制效率分别为80%和70%。据记载此种可做染料，还有齿菌酸（eburicoic acid）在医药上用来合成甾体。产生木质素酶、半纤维素酶、淀粉酶及有机酸等多种代谢产物，其用途广泛。在东北用于治疗消化不良等胃病。还有止血、祛风等药用功能。在新疆南部维吾尔族有采集入药的习惯，是一种古老的维药，主要用于治疗各种癌症、糖尿病、痛风、关节炎等疑难杂症。分别用不同剂量野生粗毛黄褐孔菌多糖，灌胃正常小鼠与四氧嘧啶致糖尿病小鼠，结果显示，野生粗毛黄褐孔菌多糖对正常小鼠无明显影响，对糖尿病小鼠在给药21天后，中剂量组、高剂量组与阴性对照组间差异极其显著，与阳性对照组之间差异不显著，表明具有一定程度降低糖尿病小鼠血糖的功效。具有祛风、止血、败毒止痛、治疗五痔脱肛，肠痔下血之功效。

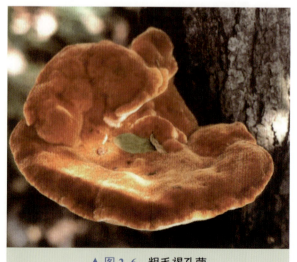

▲ 图2-6　粗毛褐孔菌

（九）木蹄层孔菌

【成分药理】

木蹄层孔菌含抗癌活性多糖和色素，对小白鼠肉瘤 S180 的抑制率达 80%。子实体含有多糖、草酸（oxalic acid）、对联苯酚过氧化酶（p–diphenol oxidose）、胱氨酸、赖氨酸等多种氨基酸。本品含 7, 22–麦角甾二烯 –3– 酮、辅酶 Q9、乙酰齐墩果酸、麦角甾醇、5α, 8α– 环二氧 –6, 22– 麦角甾二烯 –3β 醇、白桦脂醇、4, 6, 8(14), 22– 麦角甾四烯 –3– 酮等。木蹄可显著提高实验小鼠减压缺氧的耐受能力，延长其存活时间，具有抗疲劳、抗高温的作用。木蹄水煎剂（含生药 0.5mg/ml）和注射液（含生药 1mg/kg）腹腔注射，可增强小鼠腹腔巨噬细胞的吞噬功能，提高小鼠抗缺氧和耐负压的能力。多糖（FA–6）具有抑制植物病毒的活性。能影响缺氧集体肠系膜微循环的流速、流态，对微循环具有改善作用。并有解热、治疗心脏病的作用。

（十）松针层孔菌

【成分药理】

松针层孔菌（图 2–7）子实体含齿孔酸等活性物质，对小白鼠肉瘤 S180 及艾氏腹水癌的抑制率均达 100%，这意味着松针层孔菌具有优良的抗癌功效。用于各种癌症，如食管癌、胃癌、结肠癌、肺癌、乳腺癌、子宫癌等，可改善患者的症状，如增加食欲和体重、减轻疼痛，有时可见肿瘤缩小、胸腹水减少。可明显提高患者的细胞免疫功能，延长肿瘤患者的生存期，明显改善生存质量。从子实体中提取分离到 1 种水溶性多糖组分 PS1，能提高正常和免疫低下小鼠的巨噬细胞吞噬能力。此外，PS1 能显著促进脾细胞体外增殖能力，多糖 PS1 能显著提高机体的免疫能力。该菌 3 种多糖均不同程度地提高了小鼠血清、心、肝、脑、脾中超氧化物歧化酶（SOD）、谷胱甘肽过氧化物酶（GSH–Px），降低了 MDA 生成量，而对 TOAC 值影响较小；同时，3 种多糖均显著提高了小鼠体内血清 NO 生成量。3 种多糖的抗氧化机制可能与其他抗氧化剂不同，其对小鼠体内氧化压力和抗氧水平呈双重增加效果，可能是由于多糖作为免疫物质引起机体的免疫反应造成的。

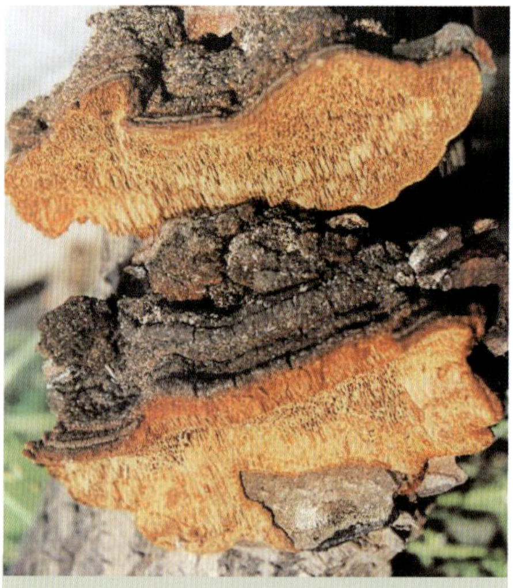

▲ 图 2-7 松针层孔菌

（十一）裂蹄层孔菌

【成分药理】

裂蹄层孔菌（图 2-8）所含粗多糖对动物进行的抗癌实验研究表明，该粗多糖对小白鼠 S180 及 L1210 的抑制率分别为 96.7% 和 50.5％。可能通过抑制"AKT"酶抗击乳腺癌细胞，"AKT"酶可控制促使细胞生长的"信号"。裂蹄木层孔菌有抗皮肤癌、肺癌和前列腺癌的功效，针裂蹄木层孔菌提取物减慢了新生癌细胞的生长速度，阻止了向肿瘤提供养分的新生血管的产生。天然裂蹄木层孔菌提取物对 HSV-1、HSV-2、巨细胞病毒、流行性腮腺炎病毒、麻疹病毒、流感病毒 A 型和 B 型有效。天然裂蹄木层孔菌提取物组与空白对照组相比，小鼠症状、死亡率、体重减少均得到抑制。用裂蹄木层孔菌子实体水提物处理 HepG2 细胞后，噻唑蓝法（MTT 法）可见浓度和时间依赖性抑制细胞增殖；电镜下观察凋亡小体的出现，流式细胞仪技术显示 Annexin-Ⅴ染色呈阳性，都证明了 HepG2 细胞发生了凋亡。RT-PCR 和 Western Blot 分析证实 WEPL 刺激 *bax* 表达量上调、*bcl-2* 表达量下调，进而诱导了细胞凋亡。结果表明 WEPL 诱发的克隆人类肝癌细胞系 HepG2 的细胞凋亡可能是通过上调 *bax*、下调 *bcl-2* 活性来实现的。裂蹄木层孔菌水溶性酸性多糖（PL）对内毒素 LPS 诱导的脓毒性休克的作用明显。血清中前炎症因子 IL-1、IL-12、TNF-α 和 IFN-γ 的浓度，以及主要组织相容性复合体（MHC）Ⅱ在炎症区域 B 细胞和巨噬细胞中的表达明显。裂蹄木层孔菌在东方是著名的有多种生物活性的药用真菌，广泛用于治疗各种疾病，如口腔溃疡、胃肠紊乱、炎症、淋巴疾病和各种癌症。

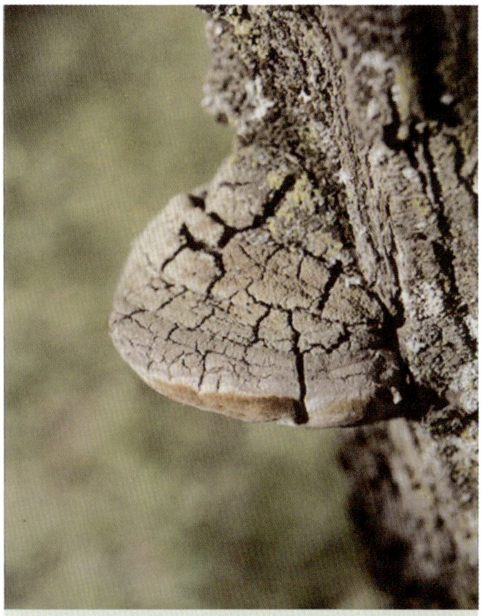

▲ 图 2-8 裂蹄层孔菌

（十二）桦褐孔菌

【成分药理】

多年来，桦褐孔菌（图 2-9）在俄罗斯民间作为治疗疾病的药用真菌，属于纯中药，是 21 世纪的保健功能性食品。长期的动物实验及临床试验表明使用桦褐孔菌无任何不良反应，起到的药效分为以下几种。

- 治疗糖尿病。俄罗斯 Komsomlshi 制药公司桦褐孔菌精粉对糖尿病的治愈率为 93%。
- 抗癌作用。对多种肿瘤细胞（如乳腺癌、唇癌、胃癌、耳下腺癌、肺癌、皮肤癌、直肠癌、霍奇金淋巴癌）有明显的抑制作用。防止癌细胞转移、复发，增强免疫能力，促进健康。并且用于配合恶性肿瘤患者的放疗、化疗，增强患者的耐受性，减轻不良反应。
- 防治艾滋病。对艾滋病有明显的抑制作用。
- 抗衰老。清除体内的自由基，保护细胞，延长传代细胞的分裂代数，增进细胞寿命，促进代谢，因而能有效地延缓衰老，长期服用可延年益寿。
- 有效抑制传染性病毒。可预防感冒。
- 防止高血压。据报道桦褐孔菌不仅是一种补药，而且是血液的清洁剂和疼痛的缓解剂。

- 改善并预防过敏性皮质。

- 对肝炎、胃炎、十二指肠溃疡、肾炎有明显的治疗作用。并对呕吐、腹泻、胃肠功能紊乱有治疗作用。

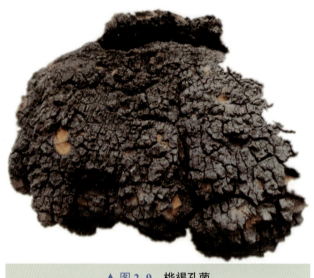

▲ 图 2-9　桦褐孔菌

（十三）红缘层孔菌

【成分药理】

对小白鼠肉瘤 S180 的抑制率为 70%，对艾氏腹水癌抑制率为 80%。含以亚油酸为主及棕榈酸、油酸、22～26 个碳原子的 2- 羟基酸、2, 3- 二羟基酸等长链脂肪酸、植物鞘氨酸、β-D- 葡聚糖、α- 葡聚糖、半纤维素、α/β/γ- 纤维素和果胶物质，还含有齿孔酸、去氢齿孔酸、草酸、麦角甾醇、羊毛甾醇、桦木醇、α- 氨基丁酸、赖氨酸和纤维素酶等。该菌提取物有抗细菌、调节中枢神经系统、降血糖作用、调节人体免疫力，以及抗氧化和清除游离基的作用。日本民间用作解热强心药。

（十四）槐耳

【成分药理】

1. 抗肿瘤作用

用槐耳清膏进行荷瘤动物体内抗肿瘤试验，证实在一定剂量范围内槐耳清膏灌胃对小鼠肉瘤 S180。抑瘤率为 25%～46%，腹水型 S180 生命延长率为 38%。多糖腹腔给药抑瘤率为 37.1%～48%，生命延长率为 50%。均质多糖蛋白（PS-T）灌胃抑瘤率为 38%。腹腔给药为 38%～40.1%（$P < 0.01$）。说明清膏、多糖及 PS-T 对小鼠肉瘤 S180、腹水型 S180 有很明显抗肿瘤作用，并对荷瘤动物有显著延长生命的作用。

2. 增强免疫功能

槐耳对巨噬细胞吞噬功能有非常显著的促进作用，能增强溶菌酶活性，对脐血活性 E 玫瑰花结形成细胞（EaRFC）及移植物抗宿主反应（GVIIR）有增进影响，对 α、γ- 干扰素诱生，α- 干扰素促自然杀伤（NK）细胞活性有协同作用，可提高特异性抗体产生，促进小鼠脾细胞 DNA 合成，说明它可明显促进机体免疫功能。

3. 抗病毒作用

槐耳清膏对小鼠血清干扰素诱生作用非常显著，对鸭肝炎病毒 DHBV 在用药后使鸭血清 HBV 减少。

（十五）松萝

【成分药理】

1. 抗细菌作用

松萝（图 2-10）属等许多地衣类都含有抗细菌物质，其中松萝酸之抗细菌作用尤为突出。其抗细菌谱主要为革兰阳性细菌及结核杆菌。在试管中松萝酸对肺炎球菌、溶血性链球菌、白喉杆菌、结核杆菌都有很强的抑菌作用，抑菌浓度为 1～5mg/ml，至 50mg/ml 可完全抑制细菌的生长。对金黄色葡萄球菌的抑制较上述细菌稍弱，但强于对革兰阴性细菌的作用。右旋与左旋型的抗菌作用无大的差别。但也有报道对革兰阴性的百日咳杆菌、枯草杆菌、肺炎杆菌乃至大肠埃希菌、变形杆菌有效者，对痢疾杆菌、伤寒杆菌则无效。在体外试验中，松萝酸对人型结核杆菌有显著的抑制作用，20～50mg/ml可获得完全抑制，血清略能降低其效力。在体内试验中（对豚鼠的实验性结核的治疗），一般认为口服或腹腔注射有较好的疗效，能限制结核病变的发展；也有人报道单用松萝酸，对豚鼠实验性结核并无影响，但可增强链霉素的作用。在试管中，它与链霉素或异烟肼也有轻度的协同作用。对人的肺、肠结核，每日口服0.1～1.0g松萝酸钠盐或Evosin（一种含松萝酸及缩式橡藓酸的制剂）0.1～0.5g，可使结核病的某些症状如咳嗽、食欲减退、发热或肠结核性腹泻等，获得好转，甚至使结核菌的镜检转阴，但观察尚不够完善，不能下最后结论。上述症状的好转，似乎并非药物对结核菌的直接作用，因口服后，血中达不到抑菌浓度的水平。有人认为，它对人的结核病并无明显疗效。国内用松萝酸治疗肺结核，曾观察到有一定疗效。对松萝酸的抑菌作用原理，曾进行过不少研究，有人认为它能抑制蛋白质的合成，也有认为它与氧化磷酸化的斥联有关。

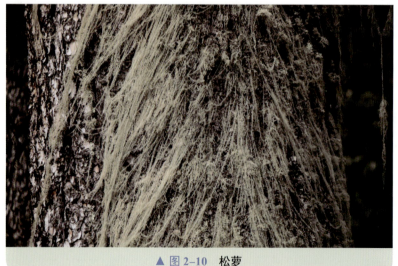

▲ 图2-10　松萝

2.对细菌毒素及噬菌体的影响

以 0.2%～0.4% 松萝酸与破伤风毒素或白喉毒素混合或在毒素注射后 10min 内注射，可使小鼠耐受 2 倍的毒素致死量。对豚鼠接种白喉杆菌后 2h，皮下注射松萝酸 2mg/kg，或事先将两者混合培养再接种于豚鼠，均有明显的保护作用。小鼠实验性破伤风杆菌感染，以松萝酸与青霉素联合应用的效果最好。用纸碟法证明，D- 松萝酸 0.5～5mg/ml 有对抗噬菌体的作用。

3.对其他病原体的作用

松萝酸对原虫、阴道滴虫也有抑制作用。口服松萝酸钠 100～150mg/kg 对羊的血吸虫、肝片吸虫均有伤害及杀灭作用，肌内注射可获得更好的效果；对兔血吸虫，由于其毒性较大，而用其衍生物——松萝酸苯胺，口服 200mg/(kg·d)，连服 9 天，亦可获得良好的效果。

4.其他作用

对部分肝切除的大鼠，喂食松萝酸有促进肝再生的作用。能降低离体大鼠横膈对葡萄糖的利用及其糖原含量。对试验、猫静脉注射松萝酸钠 30mg/kg，可使血糖升高。D- 松萝酸能显著抑制海星受精卵的分裂及磷的摄取，而对氧消耗则几无影响。它还能抑制大鼠腹水瘤细胞的粒线体内 α- 甘油磷酸新四唑还原酶的活性。D- 松萝酸对离体豚鼠、蛙心均有抑制作用；对离体兔耳及蟾蜍卜肢灌流，均有扩张血管的作用；对离体兔肠有罂粟碱样作用，麻痹肠管并拮抗氯化钡、乙酰胆碱引起的痉挛；对兔、牛的子宫、支气管及肠管亦有松弛作用。麻醉猫静脉注射 10mg/kg 松萝酸钠，能迅速而显著的增强其呼吸、较长时间的提高通气量、增加氧耗、升高体温，这些都说明代谢增进，有类似二硝基酚的作用，且毒性大于二硝基酚。

（十六）苦白蹄

【成分药理】

苦白蹄（图 2-11）对小白鼠肉瘤 S180 和艾氏腹水癌的抑制率为

80%。含 2 种新的三萜酸化合物（officinalic acid 和 polyporenic acid），
还含有落叶松蕈酸、草酸、枸橼酸、绚孔菌酸（sulfurenic acid）麦角甾醇、角鲨烯、齿孔烷、乙酸齿孔醇脂、异麦角甾酮、纤维素、木质素等化学成分。落叶松蕈酸能减少或停止汗腺分泌，它的作用主要是抑制汗腺分泌，但不同于阿托品。它还具有降压作用，反复给药可长期维持降压作用。齿孔酸使动物汗腺周围血管收缩而止汗，但不影响汗腺分泌，亦不扩瞳，作用约持续 20min。

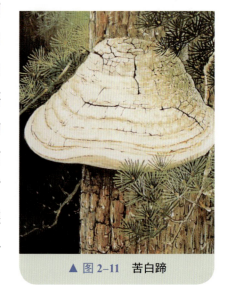

▲ 图 2-11　苦白蹄

（十七）薄皮纤孔菌

【成分药理】

据报道，对小白鼠肉瘤 S180 的抑制率为 90%，对艾氏腹水癌的抑制率为 100%。香而甘，顺气益神、祛邪风。

（十八）猪苓

【成分药理】

1. 抗肿瘤作用

猪苓提取物（主要为猪苓多糖）对小鼠移植性肿瘤 S180 有较显著的抑制作用。抑瘤率达 50%～70%，瘤重抑制率达 30% 以上。经提取物治疗的荷瘤小鼠中，有 6%～7% 肿瘤完全消退。对肿瘤完全消退的小鼠，在 1～6 个月后再接种肿瘤细胞，均不生长肿瘤。在单用化疗药不表现抗肿瘤效果的剂量下，加用适量的猪苓提取物会有显著抗肿瘤作用。使荷瘤小鼠脾脏抗体产生细胞明显增多，表明有显著的促进抗体形成的作用，还能显著提高荷瘤小鼠腹腔巨噬细胞的吞噬活力。

2. 免疫增强

多糖能显著增强小鼠 T 细胞对 ConA 的增殖反应以及 B 细胞对脂多糖的增殖反应。能促进异型脾细胞激活细胞毒 T 细胞（CTL）对靶细胞的杀伤。CTL 是机体免疫监视的重要效应细胞，在肿瘤免疫中具有关键作用。

3. 利尿作用

猪苓煎剂，相当于生药 0.25～0.5g/kg，静脉注射或肌内注射，对不麻醉犬具有比较明显的利尿作用，并能促进钠、氯、钾等电解质的排出。

4. 对中毒性肝炎小鼠肝脏的保护作用

以四氯化碳和 D- 半乳糖胺腹腔注射小鼠，诱发成中毒性肝炎，在诱发前后腹腔注射猪苓多糖 100～200mg/kg，间隔 4h、8h、12h 给药 1 次。均可明显阻止肝病变发生，谷丙转氨酶（SGPT）活力下降，肝 5′- 核苷酸酶、酸性磷酸酶、6- 磷酸葡萄糖磷酸酶活力回升。体外亦有类似作用，表明对肝脏有明显的保护作用。

5. 抗辐射作用

猪苓多糖对于防治小鼠急性放射病有明显效果。

（十九）茯苓

【成分药理】

茯苓菌核含多种成分。茯苓的提取物能使实验动物心肌收缩力加强，心率增快。抗肿瘤作用，茯苓多糖、羧甲基茯苓多糖对小鼠肉瘤 S180 实体型及腹水转实体型、子宫颈癌 S14 实体型及腹水转实体型等均有不同程度的抑瘤作用。镇静作用，茯苓煎剂小鼠腹腔注射，能明显降低其自发活动，并能对抗咖啡因所致小鼠过度兴奋；对戊巴比妥钠的麻醉作用有明显的协同作用。茯苓可增强硫喷妥钠对小鼠中枢抑制的作用，麻醉时间显著延长。对心血管系统的作用：茯苓多糖腹腔给药，能抑制小鼠 S180 实体瘤生长。羧甲基茯苓多糖对小鼠移植肿瘤 U14 有较强的抑制作用。实验表明，羧甲基茯苓多糖对艾氏腹水癌细胞的 DNA 合成有抑制作用。茯苓素对小鼠白细胞 L1210 细胞的 DNA 合成有明显和不可逆的抑制作用，且抑制作用随剂量的增加而加强。茯苓素对抗癌药有增效作用，与丝裂霉素合用的抑瘤（小鼠肉瘤 S180）率为 48%（丝裂霉素单用为 35%）；与放线菌素 D 合用的抑瘤率为 38.9%（放线菌素 D 单用为 19.6%）；与环磷酰胺合用抑瘤率为 69.0%（环磷酰胺单用为 32.3%）；与 5- 氟尿嘧啶合用的抑瘤率为 59.1%（5- 氟尿嘧啶单用为 38.6%）。对小鼠白血病 L1210，单独使用环磷酰胺的生命延长率为 70%，茯苓素与环磷酰胺合用为 168.1%。关于茯苓抗肿瘤的作用机制，实验证明，羧甲基茯苓多糖抗肿瘤作用与胸腺有关。亦有报道指出，茯苓多糖激活局部补体，使肿瘤邻近区域被激活的补体通过影响巨噬细胞、淋巴细胞或其他细胞及体液因子，从而协同杀伤肿瘤细胞。羧甲基茯苓多糖对艾氏腹水癌癌细胞的抑制作用是通过抑制 DNA 合成而实现的。

（二十）竹黄

【成分药理】

真菌竹黄（图 2-12）水煎提取物能使离体蛙心收缩力减弱，心率变慢，0.01g/L 浓度作用更强烈。对离体兔耳血管有直接扩张作用，表现为灌流量增加，尤其是血管处于挛缩状态时此作用更明显。小鼠由背部皮下注入真菌竹黄水煎提取物 3.0g/kg，对组胺所致皮肤毛细血管通透性增加有非常显著的抑制作用。静脉注射 0.5g/kg 该提取物能降低麻醉兔血压，其机制可能与影响心排血量和使小动脉扩张，外周阻力减低有关。对心血管及血浆复钙时间的影响 0.2g/L 浓度可显著延长血浆复钙时间，在血凝实验中，该药能延长凝血时间，可能与复钙时间延长有关。真菌竹黄水煎提取物 2～3.1g/kg 皮下注射，对小鼠醋酸刺激性疼痛有较好的镇痛作用。从竹黄中提取物的结晶物Ⅲ号（竹菌甲素），以 100mg/kg 灌胃，能显著提高小鼠热板法痛阈，其作用优于吲哚美辛（消炎痛），与哌替啶（杜冷丁）（10mg/kg）相似；能显著降低醋酸所致扭体反应的次数，亦能显著降低蛋清所致的足跖肿胀程度。真菌竹黄多糖SB1及SB2经药理初步试验，对肝炎具有一定疗效。真菌竹黄水煎提取物15g/kg给小鼠灌胃，0～72h小鼠活动自如，饮食正常，无不良反应；给雄性小鼠静注的LD_{50}为6.471g/kg。

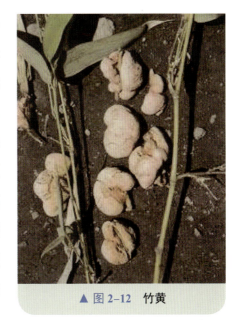

▲ 图2-12 竹黄

（二十一）硫黄菌

【成分药理】

可抑制小白鼠肉瘤S180的生长，并延长动物的生存时间，子实体热水提取物抑制小白鼠艾氏腹水癌的生长。对小白鼠肉瘤S180和艾氏腹水癌抑制率分别为80%和90%。子实体含有丙氨酸、亮氨酸等多种氨基酸，如麦角甾醇、24-甲基胆固醇-7，22-二烯-3β-醇、24-甲基胆甾醇-7-烯-3β-醇、24-甲基胆甾烷-3β-醇等甾醇类化合物。还含有蛋白多糖（PPF）及D-葡聚糖等多糖和齿孔酸（eburicoic acid）。子实体中含多糖、多种胞外游离氨基酸、球蛋白、白蛋白、醇溶谷蛋白、β-1，4-葡聚糖内切酶。此外，菌丝壁中还含有（1→3）-α-D-葡聚糖和甲壳质。子实体多糖（PPF）静脉注射，可增加羊红细胞诱导的小白鼠脾细胞中空斑形成数目。此菌产生齿孔菌酸（eburicoic acid）可用于合成甾体药物，是治疗原发性慢性肾上腺皮质功能减退症等内分泌疾病的重要药物。另外还产生甜菜碱（betaine）、胡芦巴碱（trigionelline）和γ胡桃甜菜碱（γ-hutyro-betarine）、3β-羟基-8，24-羊毛甾二烯-21-酸、龙虾肌碱等生物碱。

（二十二）隐孔菌

【成分药理】

据实验对小白鼠肉瘤 S180 和艾氏腹水瘤的抑制率分别为 80% 和 90%。隐孔菌多糖是主要的抗过敏性炎症成分，能明显抑制致敏豚鼠抗原攻击引起的气道收缩反应，抑制血小板活化因子（PAF）诱导的嗜酸性粒细胞（EOS）趋化以及抑制 EOS 的释放。隐孔菌多糖成分 A、B 均能明显抑制致敏大鼠抗原攻击后气道阻力的增加及肺顺应性的下降；减少支气管肺泡灌洗液中白细胞总数，降低嗜酸性细胞的数目，以多糖 B 作用更明显；多糖 A 和多糖 B 也明显抑制腹腔肥大细胞脱颗粒及腹腔嗜酸性粒细胞的渗出。隐孔菌多糖 A、B 成分抑制大鼠的气道高反应性，其作用可能与稳定肥大细胞膜、抑制嗜酸性细胞炎症和趋化有关。此菌含芳香物质。云南丽江民间曾作为小儿断奶时的口含物，或水煎服治疗气管炎和哮喘。云南民间有将此菌藏于屋室内作为香料之用。在检出的 29 种成分中，萜类化合物共 11 种，其中倍半萜 4 种，双环单萜 7 种；芳香族化合物共 6 种；脂肪族化合物共 12 种，萜类化合物总离子流（TOT）以双环单萜为高。含有送橄榄酸 A、B、C、D、E、F、G、H，麦角甾醇，蛋白质结合多糖。橄榄酸 E 有抗肿瘤作用，可抑制大鼠和小鼠两种不同致癌物的结肠肿瘤造型，从而减少结肠肿瘤的发生。

（二十三）马勃

【成分药理】

马勃有机械性止血作用，对口腔出血有明显的止血作用，疗效不亚于淀粉海绵或明胶海绵，其缺点是不被组织吸收，故不宜作组织内留存止血或无效腔填塞用。马勃的水浸剂对奥杜盎氏小芽孢癣菌、铁锈色小芽孢癣菌等皮肤真菌均有不同程度的抑制作用。

（二十四）薄树芝

【成分药理】

薄树芝（图2-13）所含嘧啶和尿嘧啶核苷对实验性肌强直症小鼠血清醛缩酶有降低作用。从薄树芝菌丝体中提取的薄醇醚可使部分切除肝脏的小鼠肝脏再生能力加强，并对抗大剂量吲哚美辛所致小白鼠的毒性作用。

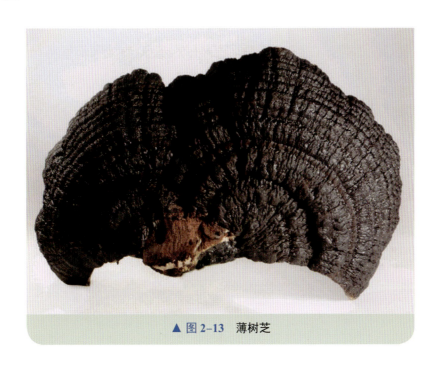

▲ 图2-13　薄树芝

（二十五）毛蜂窝菌

【成分药理】

毛蜂窝菌发酵液乙酸乙酯萃取物对肿瘤细胞有较明显的抑制作用。据《中华本草》记载，毛蜂窝菌微苦、涩、微温，易宜肠、理气止痛、健胃之功效。传统中医学常用毛蜂窝菌治疗胃病，在中医上还有治疗慢性肾炎的记载。在广东民间，曾有煎服毛蜂窝孔菌对肾结石患者排石效果的案例。

（二十六）橘黄裸伞

【成分药理】

该菌实验抗癌，对小白鼠肉瘤 S180 的抑制率为 60%，对艾氏腹水癌的抑制率为 70%。此菌中毒后产生精神异常，如同酒醉者一样，手舞足蹈，活动不稳，狂笑或意识障碍，谵语或产生幻觉，看到房屋变小东倒西歪，视物不清，头晕眼花等病症。1964 年日本 lmazaki 首先报道了此种毒菌的致幻觉作用，可能含有幻觉诱发物质。橘黄裸伞属于一种腐生神经致幻型毒菌，广泛分布于世界各地。有关神经致幻型毒菌通常含有活性色胺类毒素，可以引起神经致幻型中毒，一般认为毒性物质作用于中枢神经乃至脊髓，从而导致交感神经和生理机能的变化。具有清除 DPPH、ABTS 和超氧自由基等抗氧化活性，其抗氧化活性大约是水溶性维生素 E 的 3～5 倍。

（二十七）金丝刷

【成分药理】

安神，平肝，活血，敛疮。主治失眠，癫痫，眩晕，跌打损伤，水火烫伤。

（二十八）蜜环菌

【成分药理】

据国外报道，从蜜环菌子实体中分离出的水溶性葡聚糖和多肽葡聚糖，经动物实验，后者对小白鼠肉瘤 S180 的抑制率为 70%，对艾氏腹水癌的抑制率为 80%。上海市静安区中心医院报道，应用蜜环菌制剂可以治疗高脂血症。其中的一些嘌呤衍生物，如 N6-（5- 羟基 -2- 吡啶)-甲基腺苷，还具有脑保护和降血脂等生理活性，原伊鲁烷型倍半萜芳香酸酯类化合物可以显示不同程度的抗菌活性。经常食用蜜环菌子实体，可以预防视力下降、眼炎、夜盲、皮肤干燥、黏膜失去分泌能力，并可抵抗某些呼吸道和消化道感染的疾病。蜜环菌含一种中性多糖——葡聚糖，无蛋白质，含两种糖苷键。具有抗肿瘤的活性。研究表明蜜环菌多糖 AMP-1 能使正常小鼠的糖耐量增强，AMP-1、AMP-2 均能抑制四氧嘧啶糖尿病小鼠血糖升高，AMP-2 能显著降低四氧嘧啶糖尿病小鼠的血糖，对供试小鼠无毒性作用，内脏器官均正常无损。在小鼠腹腔中注射蜜环菌水提液可延长小鼠的睡眠时间，能降低尼古丁引起的小鼠死亡数、能增加狗的脑血流量与冠状动脉血流量；小鼠口服蜜环菌发酵液实验证明无毒害作用。日本学者，还从蜜环菌子实体中分离出一种 AMG-l 的化合物，对大脑具有保护作用和镇静作用。

（二十九）灰树花

【成分药理】

灰树花（图 2-14）还是引人注目的抗癌药源，一方面，较高的硒含量有抗肿瘤的作用，尤其是所含灰树花多糖，以 β- 葡聚糖为主，其中抗癌活性最强，据说比市面上的香菇多糖、云芝多糖等有更强的抗癌能力。以日本为主的科学家对灰树花进行了广泛的研究，证明了灰树花是最有价值的药食两用菇类，特别是从灰树花中提取的最有效活性成分灰树花 D-fraction 具有极强的抗癌功效，被誉为："真菌之王，抗癌奇葩"。抗癌作用：活化吞噬细胞、自然杀伤细胞，诱导白细胞素、γ- 干扰素、肿瘤坏死因子 -α 等细胞因子的分泌，诱导癌细胞凋亡，与传统的化学治疗药物（丝裂霉素、卡莫斯丁等）合用，既增加药效，又减轻化疗过程中的不良反应，与免疫治疗药物（重组人干扰素 -α2b）有协同作用，减缓晚期癌症患者的疼痛，增加食欲，改善患者的生活质量。据文献报道，它有抑制高血压和肥胖症的功效；由于富含铁、铜和维生素 C，能预防贫血、坏血病、白癜风，防止动脉粥样硬化和脑血栓的发生；它的硒和铬含量较高，有保护肝脏、胰脏，预防肝硬化和糖尿病的作用；硒有防治克山病、大骨节病和某些心脏病的功能，它兼含钙和维生素 D，两者配合，能有效地防治佝偻病；锌有利于大脑发育、保持视觉敏锐，促进伤口愈合；高含量的维生素 E 和硒配合，使之能抗衰老、增强记忆力和灵敏度。

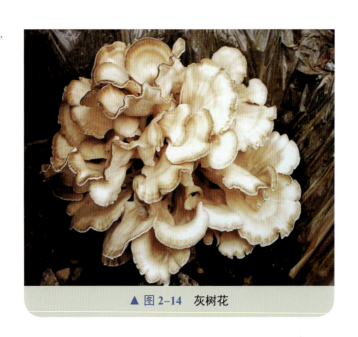

▲ 图 2-14　灰树花

（三十）蝉花

【成分药理】

蝉花多糖有抗肿瘤作用。小鼠腹腔注射天然蝉花或人工培养品稀醇提取物能明显减少其自主活动，延长戊巴比妥钠和水合氯醛所致睡眠时间，提高阈下催眠量戊巴比妥钠的小鼠入眠率；延长中枢神经兴奋药士宁和戊四氮所致小鼠惊厥的潜伏时间。经化学刺激法和热板法证明：两者镇痛作用明显。给正常和酵母致热大鼠腹腔注射，具有明显的降温作用。另有资料进一步证明，蝉花及其人工培养物，有明显的镇痛、镇静和解热作用。急性毒性实验表明：天然蝉化乙醇提取物小鼠灌胃60g/kg，观察 72h，20 只小鼠无 1 只死亡，给药后动物仅活动减少，24h后均恢复正常。腹腔注射的 LD_{50} 为 12.5 ± 2.1g/kg，毒性反应表现为扭体、活动减少、呼吸困难直至死亡。亚急性毒性实验表明，三组大鼠分别以 1g/kg、3g/kg、9g/kg 灌胃给药，连续 28 天，结果动物的血常规，肝、肾功能和心电图均未见异常改变，对心、肝、脾、肺、肾等重要脏器病理学检查也未见明显异常改变。

（三十一）假芝

【成分药理】

多糖含量为 18.29mg/g，多糖主要由甘露糖、葡萄糖和半乳糖构成。氨基酸含量 ≥ 200mg/g。果蝇生存实验证明，0.2%、1% 和 5% 剂量的提取物可分别使雄性果蝇平均寿命延长 11.8%、12.6% 和 31.8%，表明其具有显著的抗衰老作用。子实体性平、味淡，能消积化瘀、消炎、利尿通淋、补肾。对小白鼠肉瘤 S180 抑制率为 80%。

（三十二）白耙齿菌

【成分药理】

白耙齿菌在体液免疫方面，通过血清凝集素测定、血清溶血素测定和溶血空斑试验，结果表明其提取物对小鼠抗体的产生有明显的抑制作用。在细胞免疫方面，通过小鼠特异性玫瑰花形成的实验，表明对免疫早期阶段的抗原结合细胞 RFC 的生成有抑制作用。用羊红细胞进行足垫肿胀实验，表明对小鼠迟发性超敏反应有非常显著的抑制作用。实验还表明，提取物能提高巨噬细胞的吞噬功能，可加强机体对免疫复合物从血液中被清除的功能，对免疫复合物在肾小球沉积亦有抑制作用，这可能是对慢性肾小球肾炎治疗的临床药理基础。

（三十三）柱状田头菇

【成分药理】

柱状田头菇（图 2-15）富含抗癌多糖。由于含有多量的抗癌多糖，其提取物对小白鼠肉瘤 S180 和艾氏腹水癌的抑制率，高达 80%～90%，可见有很好的抗癌作用。还有丰富的 B 族维生素和多种矿物质元素，中医认为该菇具有补肾、利尿、治腰酸痛、渗湿、健脾、止泻等功效，是高血压、心血管和肥胖症患者的理想食品。营养丰富，蛋白质含量高达 19.55%。每 100g（干菇）含蛋白质 14.2g，纤维素 14.4g，总糖 9.93g；含钾 4713.9mg，钠 186.6mg，钙 26.2mg，铁 42.3mg。对肾虚尿频、水肿、气喘，尤其小儿低热尿床，有独特疗效。含有人体所需的 18 种氨基酸，特别是含有人体所不能合成的 9 种氨基酸。

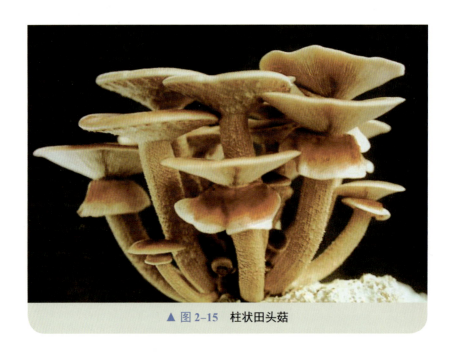

▲ 图 2-15　柱状田头菇

（三十四）金顶侧耳

【成分药理】

通过深层发酵获得金顶侧耳菌丝体。用水提法分别提取金顶侧耳菌丝体多糖、胞外（过滤液）多糖和全液（菌丝体＋发酵液）多糖。用 MTT 比色法测定金顶侧耳多糖体外对小鼠 S180 癌细胞及人结肠低分化腺癌细胞的抑制率。结果表明，金顶侧耳胞外多糖对体外培养的 S180

癌细胞有抑制作用，全液多糖和菌丝体多糖无抑制作用。这3种多糖体外对人结肠低分化腺癌细胞有抑制作用，其中金顶侧耳胞外多糖抑制率最高，全液多糖次之，菌丝体多糖最低。

（三十五）裂褶菌

【成分药理】

对小白鼠肉瘤S180、艾氏腹水癌、大白鼠吉田肉瘤的抑制率为70%～100%。子实体中含多糖类化合物，主要是裂褶菌多糖（schizophyllan），该多糖为（1→6）支链的β-1，3-D-葡萄糖、scleroglucan及PS-1426葡聚糖。另含Fe、Zn等31种无机元素、15种氨基酸、甲壳质、丙酮酸、裂褶菌素。裂褶菌多糖具有在体外直接激活人血中附着细胞的活性，裂褶菌多糖具有抗肿瘤活性，具有抗补体活性。

（三十六）淡黄色木层孔菌

【成分药理】

淡黄色木层孔菌用菌丝体发酵进行提取，可开发出多种抗癌药物。

（三十七）绿栓孔菌

【成分药理】

绿栓孔菌用菌丝体发酵进行提取，可开发出多种抗癌药物。

（三十八）白栓孔菌

【成分药理】

白栓孔菌用菌丝体发酵进行提取，可开发出多种抗癌药物。

（三十九）斑褐孔菌

【成分药理】

斑褐孔菌能显著提高小白鼠对减压和常压缺氧的耐受力，能显著提高离体兔心、豚鼠心、大白鼠心的灌流量，降低在体犬的心肌耗氧量，对大白鼠注射垂体后叶素诱发的急性心肌缺血有明显的对抗保护性作用，对乌头碱诱发的大白鼠心律失常（快速型）有对抗保护性作用。

（四十）牛肝菌

【成分药理】

牛肝菌（图 2-16）毒蛋白具有抑制珠蛋白合成的作用。另从中分离出一种蛋白质 bolesatine（为一种植物血凝素），有促进 T 淋巴细胞有丝分裂和单核细胞释放白介素 –1α 和白介素 –2 的作用。

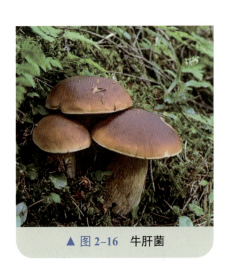

▲ 图 2-16　牛肝菌

（四十一）红鬼笔

【成分药理】

据民间经常食用的人说，有壮阳的功效，可药用。据《本草拾遗》记载，可治"疮疽、虫疥、痛瘘"，有散毒、消肿、生肌作用。治疗疮疽时，将冲洗掉菌盖表面黏液后的子实体晒干或焙干，研磨和香油调成膏涂于患处或将干粉敷于患处。

（四十二）大马勃

【成分药理】

大马勃孢子水提取物含有效成分马勃素（calvacin），是一种对热中度稳定的黏蛋白，对小白鼠肉瘤 S180 和肉瘤 MA387 及 Carbb、金鼠肉瘤效果较好，对多种动物瘤株均有抑制作用。含有酯类化合物、氨基酸、地衣酸、尿素、麦角固醇、淀粉酶和溴（＜ 100μg/kg）。清肺利咽，止血消肿，解毒治伤。大马勃的担子果经水提、乙醇沉淀、酶解、Sepharose 2B 柱层析，得均一性组分 CG Ⅲ。CG Ⅲ 对由二甲苯所致小鼠耳壳炎，甲醛致小鼠水肿，醋酸致小鼠扭体反应均有显著的抑制作用，能显著延长小鼠热板反应时间。CG Ⅱ 对供试微生物菌株无毒性。

（四十三）香菇

【成分药理】

香菇中含有丰富的食物纤维，经常食用能降低血液中的胆固醇，防止动脉粥样硬化，对防治脑溢血、心脏病、肥胖症和糖尿病都有效。近年来，美国科学家发现香菇中含有一种"β- 葡萄糖苷酶"，试验证明，这种物质有明显的加强机体抗癌的作用，因此，人们把香菇称为"抗癌新兵"。香菇还能抗感冒病毒，因香菇中含有一种干扰素的诱导剂，能诱导体内干扰素的产生，干扰病毒蛋白质的合成，使其不能繁殖，从而使人体产生免疫作用。香味成分主要是香菇酸分解生成的香菇精（lentionione）。所以香菇是人们重要的食用、药用菌和调味品。香菇的鲜味成分是一类水溶性物质，其主要成分是 5′- 鸟苷酸、5′-AMP、5′-UMP 等核酸构成成分，均含 0.1% 左右。其香味成分主要是香菇酸分解生成的香菇精。香菇含有一种分子量为 100 万的抗肿瘤成分——香菇多糖，含有降低血脂的成分——香菇太生、香菇腺嘌呤和其衍生物，香菇还含有抗病毒的成分如干扰素的诱发剂——双链核糖核酸，是不可多得的保健食品之一。香菇中含不饱和脂肪酸甚高，还含有大量的可转变为维生素D的麦角甾醇和菌甾醇，对于疾病的预防和治疗有良好效果。经常食用对预防人体，特别是婴儿因缺乏维生素D而引起的血磷、血钙代谢障碍导致的佝偻病有益，可预防人体各种黏膜及皮肤炎症。香菇中所含香菇太生（lentysin）可预防血管硬化，可降低人的血压，从香菇中还分离出降血清胆固醇的成分（$C_8H_{11}O_4N_5$，$C_9H_{11}O_3N_5$）。香菇灰分中含有大量钾盐及其他矿物质元素，被视为防止酸性食物中毒的理想食品。香菇中的碳水化合物中以半纤维素居多，主要成分是甘露醇、海藻糖和菌糖（mycose）、葡萄糖、戊聚糖、甲基戊聚糖等。香菇性寒、味微苦，有利肝益胃的功效。我国古代学者早已发现香菇类食品有提高脑细胞功能的作用。如《神农本草》中就有服饵菌类可以"增智慧""益智开心"的记载。现代医学认为，香菇的增智作用在于含有丰富的精氨酸和赖氨酸，常吃可健体益智。

（四十四）古巴裸盖菇

【成分药理】

从古巴裸盖菇（图2-17）中分离到的毒素，可用于精神分裂症、强迫性神经失调、身体畸形恐惧症等精神疾病的诊断和治疗方面，在丛集性头痛治疗、帮助戒毒、减轻癌症晚期患者痛苦、辅助精神治疗、定向催眠和戒酒等方面都有显著效果。

（四十五）僵蚕

【成分药理】

僵蚕是一味常用中药，味辛、咸，性平，具有祛风解痉，化痰散结，清热、解毒、燥湿的功效，临床多用于治疗热咳，痰喘，吐血，崩，带，跌打损伤，风湿痛，疮毒等，近年来其应用范围和领域不断扩大。

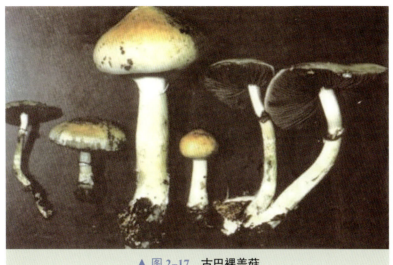

▲ 图 2-17　古巴裸盖菇

第3章
肿瘤的心理治疗与药用真菌治疗的结合

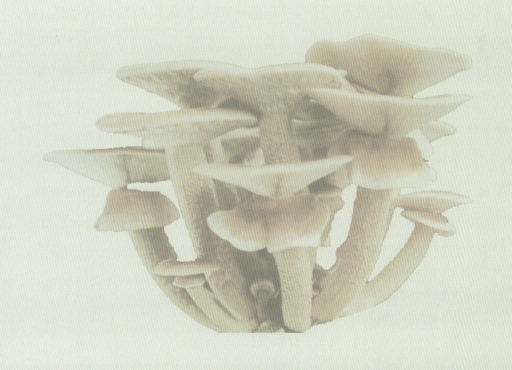

药用真菌治疗肿瘤

据报道，癌症患者的身心压力与癌症扩散速度存在惊人的关联——压力大可导致癌症的扩散速度加快5倍。这项研究揭示，这一关联可能让人体变成一条令癌症四处扩散的"高速公路"。澳大利亚莫纳什药物科学研究所的肿瘤生物学家埃丽卡·斯隆博士对《每日邮报》澳大利亚版记者说："关键的发现是，压力大会加速癌症扩散。"她说："压力能制造从肿瘤内部通往外界的道路，这为癌症扩散提供了物理通道。"为了跟踪乳腺癌的扩散，研究人员在老鼠身上进行了试验，"以研究压力信号如何影响癌症的发展及其对治疗的反应"。身为斯隆博士团队成员之一的卡罗琳·李博士对美国广播公司记者说："癌症在压力大的那组老鼠身上的扩散速度是在对照组老鼠身上的6倍，化疗和手术等癌症治疗方法可能对人的身心造成双重伤害。

癌症患者中普遍存在情感上的痛苦，可高达70%左右，情感上的痛苦预测因素有失眠、疲劳、焦虑、疼痛、抑郁等。在诊断初期，很多肿瘤都已不能进行手术，对于无法手术切除的癌症患者，诊断初期的焦虑和抑郁可能预示其会出现心理痛苦。

与非小细胞肺癌患者相比，抑郁症状和无法集中注意力在小细胞肺癌患者中更常见，一半以上的患者持续存在抑郁，小细胞肺癌患者抑郁的发生率是非小细胞肺癌患者的3倍，吸烟是肺癌的主要致病因素，戒烟可减少肺癌，与不吸烟的患者相比，吸烟患者进行化疗和放疗会出现更多的并发症，特别是近年来的雾霾。

对于终末期的癌症，如果吸烟是患者的乐趣来源，不提倡进行戒烟干预。是的，信仰是健康相关生活质量中非常重要的部分，尤其是在晚期癌症患者中。研究发现，生活意义的分数越高，心理健康状况越好，起到在目前躯体健康状况和心理健康之间的调节作用越大。

一、适应障碍

癌症是一个重大的负性事件和应激事件，患者不得不面对癌症给自己的生活带来的巨大变化，适应障碍是癌症患者最常见的精神障碍，适应障碍是在正常反应和重性精神障碍之间的中间心理状态。适应障碍是一种主观痛苦和情绪紊乱的状态，伴随着焦虑和抑郁症状。

诊断适应障碍时，要确立的第一个要素就是应激源。对癌症患者的适应障碍来论，应激源通常是患癌症的消息，当得知癌症诊断时，患者的临床表现各式各样，包括焦虑、抑郁、烦恼、紧张、愤怒、茫然等，感到对目前的处境无法应付，无法积极应对疾病，无法正常处理日常事务等。适应障碍的一线治疗是心理治疗和生物免疫化疗，辅助西药治疗。

（一）心理治疗

心理治疗的目标是减轻应激源的强度，提高患者应对技巧、强化现有的支持系统。研究表明，各种心理治疗形式，如教育、放松训练、意向治疗、音乐治疗、个体心理治疗、认知行为治疗、人际关系治疗、问题解决治疗、意义治疗、尊严治疗、夫妻治疗、家庭治疗和集体心理治疗等。对癌症患者都有效，可以有效减轻心理痛苦，改善应对技巧和提高社会功能，心理治疗通过疏泄、解释、支持、鼓励、倡导等，帮助患者摆脱痛苦。使其正确认识疾病，面对现实积极配合治疗，提高应对疾病的能力。心理治疗也有其局限性，对比较轻的适应障碍有一定效果，但对较重的适应障碍，就必须配合生物免疫化疗和西药治疗。

（二）生物免疫化疗

对心理治疗还不能解决问题的患者，使用生物免疫化疗。首先，患者是癌症，其次是心理有问题，我们在治疗的时候应该双管齐下，身体与心理同治。如果我们只注意心理，身体内的肿瘤每天都在呈几何形式的生长，要治好心理问题，也基本是不可能的，只有在控制肿瘤的基础上，心理问题才能得到很好的治疗。生物免疫化疗配方中可用药材为：

红缘层孔菌、薄皮纤孔菌、东方栓菌、桑黄、松针层孔菌、裂蹄层孔菌、猪苓、茯苓、隐孔菌、树舌等 16 种药用真菌，在这么多真菌中更多的是生物免疫化疗药材，比如薄皮纤孔菌、桑黄、松针层孔菌、裂蹄层孔菌、树舌等。还要有对于调节修复免疫系统的药材，消炎杀菌的药材，调节胃肠道的药材，止咳平喘的药材，抗焦虑、抗抑郁和抗精神病药材，这样这个配方中的选择余地就大了，在身体肿瘤的治疗和心理的治疗方面就能很快见效了。

（三）药物治疗

对情绪异常较明显的患者，为快速缓解患者的症状，可根据具体病情酌情选用抗焦虑药、抗抑郁药和抗精神病药，对焦虑、恐惧、坐立不安者，可使用苯二氮䓬类抗焦虑药，如劳拉西泮、奥沙西泮、氯硝西泮等，对抑郁症状突出者，可选用选择性 5- 羟色胺再摄取抑制药，具有 5- 羟色胺（5-HT）和去甲肾上腺素（NE）双重作用的抗肿瘤抑郁药等，如舍曲林、米氮平、文拉法辛等，对有妄想、幻觉和兴奋激动者和出现冲动行为威胁到自身或他人安危者，可给予抗精神病药物治疗，如奥氮平、喹硫平、氟哌啶醇等，对癌症患者来说，精神药物以低剂量起始较为安全，并配合生物免疫化疗。这样，患者就能很快治愈。

二、焦虑性障碍

在癌症患者中很常见，癌症改变了患者的社会角色、人际关系和他们看待未来的方式，大部分癌症患者变得很恐惧和悲观。当患者意识到死亡迫近时，他们的焦虑情绪就会增加，对于多数患者来说，焦虑状态是对癌症本身及其治疗的反应。焦虑症状可以是心理或躯体的，而最突出的症状通常是躯体症状，包括心悸、气短、大汗、腹痛和恶心，也可能出现无食欲、精神不佳或失眠，有时还会过度警觉和易激怒。除了躯体症状外，焦虑的癌症患者通常会对死亡、毁容、残疾和依赖等过分担心，患者看起来无助、无望。焦虑症状常常与抑郁症状共存，成为焦虑和抑郁的混合状态。

焦虑性障碍还有几种类型，分别是惊恐障碍、广泛性焦虑障碍以及社交焦虑性障碍等。

焦虑性障碍的病因有三大类。

- 心理社会因素：癌症与心理社会因素有关，国内外研究表明受刺激的经历、不良情绪、应对方式等不同于癌症的发生、发展有非常紧密的关系，癌症诊断、治疗中的不良反应及家庭和经济上的压力都能引起患者的焦虑情绪，导致其心理痛苦水平增高。疼痛和食欲下降是焦虑性障碍的重要促进因素，放疗和化疗的不良反应，如恶心、呕吐、头晕、乏力等，常加重患者的焦虑情绪。

- 疾病因素：充血性心力衰竭、肺水肿、肺栓塞和心肌梗死患者可出现焦虑症状。内分泌系统疾病，如甲状腺功能亢进、高钙血症、肾上腺功能亢进也能引起焦虑。电解质紊乱，如低钠血症可以引起焦虑，特别是对有中枢神经系统损害的患者，焦虑症状可以是脓毒症的早期表现。神经内分泌肿瘤，如嗜铬细胞瘤、小细胞肺癌、甲状腺癌也可以引起焦虑。

- 药物因素：多种常用药物可以引起不同程度焦虑，如干扰素可以导致焦虑和惊恐发作，类固醇激素短期应用可以引起情绪不稳和躁动不安，某些止吐药物如异丙嗪、利培酮，可引起静坐不能，精神兴奋药如哌甲酯，免疫抑制药如环孢霉素，支气管扩张药如沙丁胺醇气雾剂等都可引起焦虑症状。同期性化疗中会出现预期性焦虑、恶心或呕吐，突然停用麻醉性镇痛药、镇静催眠药也会导致焦虑。

对于癌症患者所特有的焦虑最有效的治疗是心理治疗＋生物免疫化疗和生物免疫化疗＋药物治疗的综合治疗，患者通常关心的问题包括死亡、躯体疼痛、依赖感增加、失去尊严、社会功能的改变、精神问题、财产问题等，由于癌症和治疗产生的躯体症状常常与焦虑产生的躯体症状并存，往往导致癌症患者的焦虑症状被临床肿瘤医生忽视，对焦虑性障碍的治疗应整合到癌症治疗中，作为综合治疗干预手段的一部分。

（一）心理治疗＋生物免疫化疗

在临床上，支持性心理治疗简单实用，找出患者焦虑的焦点问题，理解并处理这些问题非常有助于减轻焦虑，支持性心理治疗的关键是耐心倾听、有效沟通、教育患者，还可以采用认知行为治疗，通过患者的倾诉和交谈，确定患者存在的认知歪曲和不切实际的恐惧，通过理解、接纳和认知重构，帮助患者提高面对实际问题的能力，使焦虑得以缓解。行为治疗技术可以有效地治疗躯体症状，包括放松训练、自我催眠、意向引导训练等，减轻癌症及治疗引起的疼痛。要使心理治疗有效果，还必须加入生物免疫化疗，这样患者的焦虑心理才能减轻直至治愈。

（二）生物免疫化疗＋药物治疗

作为肿瘤治疗的一环，癌症患者出现心理问题是正常的，如果癌症患者的病情每天在逐步好转，则心理问题也会逐步回归正常。但是，绝大多数患者是逐步变坏的，同时各种不良反应更是层出不穷，使患者在恐惧和焦虑中生活，使用生物免疫化疗可以在无不良反应的情况下化疗，促使患者各脏器逐步好转，恐惧和焦虑的患者使用生物免疫化疗，一般在生物免疫化疗配方中加入蜜环菌10～15天后就逐步好转了。对于一些急性的恐惧和焦虑患者，可临时服用一些抗焦虑药，由于癌症患者的代谢状态发生了改变，在服用劳拉西泮和阿普唑仑及地西泮和氯硝西泮时，一定要把生物免疫化疗结合起来，才能增加疗效，消除不良反应，可以使化疗的作用增强50%以上，还没有不良反应。

三、抑郁性障碍

抑郁是一种连续性的心理疾病，抑郁是伴随负性生活事件（如癌症诊断和治疗应激）的正常心理体验，如果人们不能很好地应对癌症这种疾病，癌症就会明显影响他们的生活、工作和社会功能，从而导致抑郁的临床状态或是抑郁性障碍。有研究显示，25%～45% 的癌症患者在不同的病程和疗程中并发抑郁性障碍。国内外研究发现，癌症的发生、发展与社会心理因素有着不可忽视的联系，其情绪反应抑郁最为常见。一般会产生情绪低落、兴趣缺乏及乐趣丧失，在低沉、灰暗的情绪基调下，患者常会感到绝望、无助和无用，还有就是焦虑、自责自罪、精神病性症状（妄想或幻觉），同时还有认知症状、自杀观念和行为，以及精神运动迟滞、激越，睡眠障碍，食欲紊乱，性欲缺乏，精神丧失，晨重夜轻，全身疼痛，周身不适，胃肠功能紊乱，头痛，肌肉紧张等。某些抗癌药物可引起抑郁性障碍，如干扰素、白介素 –2 和类固醇激素等，如果曾经患过抑郁性疾病，在癌症诊断治疗中很容易复发。

（一）治疗目标

当今，医学发展的总趋势是从单纯的生物医学模式转变为生物 – 心理 – 社会医学模式，这体现在病因认识的转变，由单纯生物因素转向生物 – 心理 – 社会因素，三者均可致病，又互有联系；诊断概念的转变，对疾病表现的认识从注重病理形态变化和实验室指标，转为关注躯体、心理和社会三方面的功能缺陷，将其与传统的生物学标准有机整合；治疗手段的转变，由单纯注重生物学干预，转为将病因治疗、对症治疗和功能治疗融为一体的生物 – 心理 – 社会综合干预。癌症患者的抑郁性障碍会严重影响患者的治疗及预后，使患者的生活质量降低、家庭负担加重、心理痛苦水平增高，住院时间延长。关于抑郁性障碍的治疗目标为：减少并最终消除抑郁性障碍的各种症状和体征，充分运用现有医疗手段，提高临床治疗的效率和治愈率，最大限度减少自杀率和病残率，恢复患者心理、社会、职业功能，提高抑郁性障碍患者的生活质量，尽可能减少抑郁性障碍的复发，最终可以减轻患者痛苦，改善生活质量。

（二）治疗原则与临床方案

制定个体化治疗原则，根据患者不同的临床状态和个体差异，采用个体能接受的化疗方案＋生物免疫化疗方案＋抑郁的药物治疗方案，三者合一进行治疗。由于不能早期识别抑郁性障碍，多数癌症患者的抑郁性障碍没有得到及时的诊断，也没有得到及时的治疗，这对癌症患者的病情是非常不利的，会加重病情提前死亡，最好的治疗方案是综合全面治疗，即对癌症的无不良反应的化疗，因为有不良反应又会增加患者的抑郁，再加上治疗抑郁的药材，使用生物免疫化疗就是这一方案的体现。其生物免疫化疗的配方中可选用的药材有松针层孔菌、桑黄、裂蹄层孔菌、东方栓菌、薄皮纤孔菌、猪苓、茯苓等15种药用真菌。另外，再加入一些治疗抑郁症的药用真菌，这样这个配方就对癌症患者的治疗全面了。第一，配方里有多种生物免疫化疗的药用真菌；第二，配方里有多种可以提高调节修复免疫系统的药用真菌；第三，配方里有多种止咳平喘的药用真菌；第四，配方里有多种消炎的药用真菌；第五，配方里有多种去胸腔积液的药用真菌；第六，配方里有多种治疗抑郁症的药用真菌。这个生物免疫化疗的方子里就包含了6大方面的药用真菌，一般都会有较好的作用，对于个别严重的抑郁性障碍患者，可以少量服用一些抗抑郁的西药，如舍曲林、氟西汀、帕罗西汀、阿米替林、文拉法辛、安非他酮等西药，因为西药有很多不良反应，希望能在服西药的同时开展生物免疫化疗，这样就可以减少或消除西药的不良反应，对于抑郁性障碍的心理治疗，可以起到辅助效果。

四、谵妄

谵妄是一种短暂的、通常可以恢复的、晚期癌症患者中最常见的精神障碍之一，以认知功能损害和意识水平下降为特征的脑器质性综合征，通常急性发作，多在晚间加重，持续时间可为数小时到数日不等。在住院癌症患者中，15%～30% 有谵妄表现，在终末期患者中这一比例则高达85%，随着人群的日益老龄化，谵妄的总体发生率不断增加。谵妄可以表现为妄想、嗜睡、易激怒、回答问题需要很长时间、需要反复重复同一个问题、言语较慢或不连贯、认不出你的名字、定向力障碍、出现幻视和幻听等。谵妄的病因主要有发热、低氧血症、高碳酸血症、高血糖症、低血糖症、电解质紊乱、肝功能损伤、肾功能损伤、癌症治疗中的化疗药、生物疗法制剂、脑部放射辅助治疗药、中枢神经系统制剂、皮质激素类药物、拟交感神经药物、副交感神经阻滞药、抗胆碱药、阿片类镇痛药、苯二氮䓬类药、酒精或药物中毒、中风或癫痫发作后、未缓解的疼痛、原发脑部肿瘤的直接或间接作用、中枢神经系统转移、副癌综合征等。要治疗或减轻谵妄的发生，就要进行综合治疗，只有综合治疗才有治愈或减轻的可能，因为有谵妄的患者，基本上都是癌症的晚期，如果再用常规化疗，很多患者会加速死亡，不能达到治疗的目的，要想对患者有效，就必须寻求无不良反应、有更明显疗效、能起到化疗作用、能抗炎症、能提高调整修复免疫、能止咳平喘、去胸腔积液、治疗谵妄的药，那就只有生物免疫化疗，即野生药用真菌配方了。它们的配方中可选用的真菌有红缘层孔菌、松针层孔菌、桑黄、裂蹄层孔菌、东方栓菌、薄皮纤孔菌、猪苓、茯苓等15 种药用真菌，同时加入金丝刷、毒光盖伞。

（一）金丝刷（图 3-1）

化学成分：黑茶渍素、降斑点衣酸、茶痂衣酸、松萝酸、绿树发酵，主治：癫痫、精神分裂、神经衰弱、头目眩晕等，属于中国药用地衣。

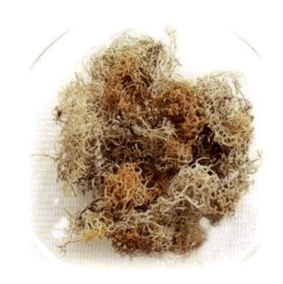

▲ 图3-1　金丝刷

（二）毒光盖伞

化学成分：Psilocrbin，该种所含的成分可用于精神分裂病、强迫性神经失调、身体畸形恐惧症、丛集性头痛等的治疗和帮助戒毒、减轻癌症晚期患者的痛苦，在辅助精神治疗、定向催眠和戒酒等方面都有显著疗效。

当然，对于一些过度激越、精神症状突出或对自身及他人有潜在危险的人，可用一些抗精神药物，如氟哌啶醇、喹硫平、丙泊酚等。一般的谵妄使用生物免疫化疗就可以治愈或减轻症状，特别严重的患者在使用西药时也应同时服用生物免疫化疗配方，这样就可以减少西药的用量和使用时间。

五、疼痛

癌症疼痛是指癌症、癌症相关病变及抗癌治疗所致的疼痛。癌症疼痛常为慢性疼痛，如果得不到缓解，会发展为顽固性癌痛。疼痛是癌症患者尤其是晚期癌症患者最常见且最痛苦的症状之一。研究表明，约1/4 新诊断为恶性肿瘤的患者，1/3 正在接受化疗的患者以及 3/4 晚期肿瘤患者合并疼痛。疼痛可分为伤害感受性疼痛和神经病理性疼痛，伤害感受性疼痛是完整的伤害感受器受到有害刺激引起的反应，多表现为锐痛、钝痛、酸痛、绞痛、跳痛等，分为躯体痛和内脏痛。躯体痛常因外科手术操作或肿瘤骨转移引起，表现为锐痛、搏动性疼痛，其定位较明确，内脏痛常由肿瘤导致的周围脏器浸润或空腔脏器扩张引起，表现为钝痛或绞痛。神经病理性疼痛是由于神经纤维受损或神经系统因创伤或疾病发生异常改变时产生自发冲动，所引起的痛感会投射到神经起源部位。神经病理性疼痛通常定位较差，多表现为烧灼样、针刺样、枪击样、点击样等。癌症疼痛常表现为伤害感受性疼痛和神经病理性疼痛并存。疼痛又分为急性疼痛和慢性疼痛，急性疼痛一般少于 3 个月，慢性疼痛持续 3 个月以上，将导致患者产生心里痛苦，对身心造成极大伤害。

多数癌症患者尤其是癌症晚期常合并多种类型的疼痛。肿瘤侵犯所致的疼痛约占癌症疼痛的 80%，癌细胞直接浸润压迫或转移可引起严重的癌症疼痛。西药抗肿瘤治疗所致的疼痛占癌痛的 10%，手术、放疗及化疗等肿瘤治疗可导致患者出现疼痛，与肿瘤相关的疼痛约占癌痛的8%，癌症患者长期卧床不起，褥疮、便秘、肌肉痉挛等都可引起疼痛。

癌症引起的疼痛怎样才能消除，怎样才不会给患者带来一系列的心里反应，出现焦虑、抑郁等不良反应情绪，很多患者表示自己不怕死，但过分疼痛导致的痛苦折磨，希望能平静地离开人世，很多患者在忍受疼痛时心情沮丧，觉得活着已经没有任何意义了，感觉生不如死，癌痛还会引发精神障碍。国外研究显示，癌痛患者出现的精神障碍主要包括适应障碍和重度抑郁发作，有精神障碍的癌症患者中有 40% 报告重度疼痛，没有精神障碍的癌症患者中只有 20% 报告重度疼痛，疼痛是导致癌症患者自杀的重要原因之一。

随着医学的进步，西医能控制或减轻疼痛，但是，很难同时控制肿瘤的继续生长。目前，西医采用的控制疼痛的药物主要有非甾体抗炎药和阿片类镇痛药及多种辅助药，如皮质类固醇、抗惊厥药，但以上药物在止痛的同时有很多不良反应，如消化道溃疡及出血、血小板功能障碍、肾功能障碍、过敏反应、恶心、胃肠不适、便秘、中枢性病变、认知障碍、精神异常等不良反应。人类这几十年来，一直希望能够找到对治疗肿瘤有效的药物，因为如果能阻止肿瘤的生长，那患者就会消除或减轻疼痛了，能消除疼痛同时还能消除或减轻各种不良反应的方法那就是生物免疫化疗。配方中可选用的药材如下：红缘层孔菌、松针层孔菌、桑黄、裂蹄层孔菌等10种药用真菌，其中的红缘层孔菌、松针层孔菌就有镇痛的效果。以上几乎每种药用真菌都是生物免疫化疗药材，本身对肿瘤就有化疗的作用，作者亲身经历了很多骨转移和内脏转移引起疼痛的患者，使用以上配方后很快就不疼痛了。因为生物免疫化疗的方子阻止了肿瘤的生长，对于使用以上配方几天内还没有止痛的患者，可以增加以下药用真菌进去：竹红菌、安络小皮伞、古巴光盖伞等。但是，还有一些患者不能止痛的，就可以少量使用西药止痛，同时也进行一些心理治疗。

第4章
生物免疫化疗组方在世界肿瘤治疗中的地位和作用

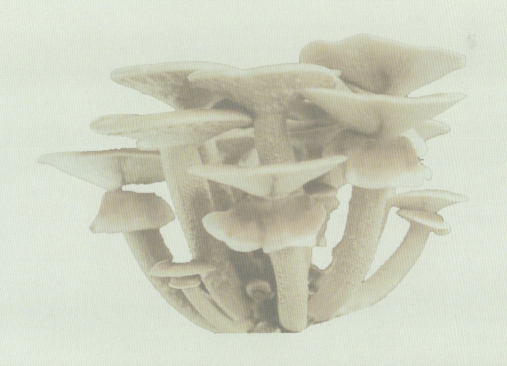

尽管现代医学手术、放疗、化疗等几大经典疗法对肿瘤的治疗存在着许多不足，但由于药用真菌与西医在世界卫生领域的格局差异，导致在肿瘤治疗过程中，药用真菌的定位在历史的惯性下存在着不清楚的情况。同时，我们看到现代高新科技发展日新月异，如基因、免疫、氩氦刀等已经用于肿瘤临床治疗，但肿瘤的发病形势依然严峻，临床疗效也不尽人意，世界范围内的肿瘤发病率和死亡率仍在不断增加。为此，世界卫生组织（WHO）确定了未来 10 年的目标，即 2006—2015 年，要把肿瘤和其他慢性病导致的死亡率降低 2%，这就意味着到 2015 年全世界肿瘤导致的死亡率人数累计减少 800 万。并强调在肿瘤的预防和治疗方面，必须消除发达国家与发展中国家之间存在的巨大差异。而要实现这个目标，世界肿瘤的防治必须要真正摆脱"生物治疗模式"，向"以防为主"及"以人为本"的综合治疗模式转变。

一、准确的定位

近 10 年，药用真菌组方（生物免疫化疗）治疗肿瘤的探索研究发现，治"有形"之瘤西医有一定的长处，但对"未成形"之瘤的发生，肿瘤根治后的复发、转移、防范、解决放疗和化疗的巨大不良反应，手术后抗生素的失效和耐药性问题，老年和难治性肿瘤的治疗，以及与癌和平共处、带瘤生存等方面，药用真菌组方则有着更广泛的用武之地，特别是作者发明了治疗肿瘤的 9 种发明专利中药之后，在药用真菌治疗肿瘤方案中，这 9 种发明专利也逐渐跃居主角之位。

（一）纠治癌前病变

我们知道从致癌物参与人体代谢，到癌症的启动、促进、DNA 损伤修复进入到癌前病变阶段，从癌前病变细胞的非典型增生发展成原位癌，需要 8～10 年的时间，这一漫长的发展阶段为我们提供了足够的时间和机会采取一些干预措施并且阻断其发展，使其在癌瘤尚未"成形"之前逆转，真正从癌症发生源头上去遏制住癌症的生长，最大限度地推迟恶性肿瘤的发生时间，我们认为这在药用真菌肿瘤防治中具有重要的战略地位。我们在实践中就发现，很多癌前病变的患者，他（她）的肿瘤标志物很高，使用一段时间的野生药用真菌组方后，很快肿瘤标志物就降到了正常值。晋·葛洪在《肘后备急用》中指出："凡症坚之起，多以渐生……"，就强调了肿瘤的发生是一个阶段性的渐生过程，是一定病变基础上渐进性发展的结果，它符合现代临床肿瘤发生的实际情况。"渐生"的癌变基础与肿瘤的发生与发展有着密切的关系，它是肿瘤出现的"温床"，是肿瘤形成的"培养基"。尽管癌变基础与癌症之间的关系，还存在着许多不确定性，但分析研究它们之间的关系，并密切注意这些关系，都是至关重要的。诚如宋代医家所言，各类癌症"早治得生，迟则内溃肉烂，见五脏而死""若于始生之际，施以治法尝可有救"。而临床上，及时辨证出这类癌变基础，并施以相应的调整或救治之法，即是防止肿瘤发生的关键。

（二）最大限度地消除放疗、化疗的不良反应

作为现代医学的主要手段，手术、放疗、化疗在肿瘤治疗中仍然是西医治疗肿瘤的主要方法。然而，手术、放疗、化疗均属"全面封杀"，在杀死癌细胞的同时，也会将正常细胞杀死，还能导致胃肠功能紊乱、骨髓抑制等毒副反应。据研究，在手术和放疗、化疗中残留的癌细胞更具有坚强的生长特性，一旦具备了合适的环境，它就会比自然生长快 200 倍的速度生长，同时释放出一些特殊物质，溶解并破坏周围的正常组织，进入血液而转移复发。因此，合理地运用药用真菌组方，既可减毒增效，又可保护正常免疫功能的白细胞，使之少受损伤，还可一定程度解决化疗药的耐药性和毒性，尽快修复化疗的创伤。药用真菌应当致力于成为肿瘤已被手术、放疗根治或化疗完全缓解后，防止复发或

转移及巩固其疗效的辅翼。临床上，我们经常接诊的是复发、转移的患者，实际上，放疗、化疗的不良反应使人体无法承受连续的治疗，在治疗过程中要设置间歇，目的是以待机体恢复。从大量的临床研究结果来看，这一期间的治疗实际上十分重要，因为放疗、化疗次数越多，药量越大，毒性就越大，免疫功能和整个机体状态也就越降越低，就越不能调控癌细胞的增殖，从而难以阻止转移和复发，这也是为什么我们在临床中常常见到很多肿瘤患者边化疗、边复发、边转移的原因。长期的临床实践使我们得出重要的经验，在放疗、化疗间歇期，患者应该运用药用真菌组方来抑制肿瘤发展。增强免疫和消除放疗、化疗所引起的临床症状是治疗的主要环节。

（三）老年和难治性肿瘤的治疗

美国肿瘤协会早在 2001 年就提出 60 岁以上恶性肿瘤患者，不提倡做放疗、化疗。老年肿瘤患者中，身体不堪手术、放疗、化疗者，既要补气养阴、保护脏腑、调节脏腑功能，又要排除肿瘤细胞分泌到内脏的有毒物质，激活免疫功能，促进机体功能恢复，来抑制和阻滞癌细胞发展。同时还要施以对症治疗、缓解症状、提高生存质量，并为可持续治疗创造条件。对原本很难根治的肿瘤，如胰腺癌、脑癌、肝癌等这类肿瘤，一般对现代疗法不敏感、容易复发转移，并且又对放疗和化疗拥有耐药性或抵抗性的肿瘤患者，则可选择以药用真菌组方为主的综合治疗措施。

二、遵循的原则

中医学认为，肿瘤的发病是由于机体的正气不足，脏腑功能虚衰，不能及时驱邪外出，导致邪毒留聚而成。即正气与邪气之间的斗争结果决定肿瘤的发病或不发病，其中正气不足是发病的根本原因。古人有

"壮人无积，虚人则有之"之阐述。因此，中医治疗肿瘤就特别重视患者正气与邪气之间的关系。在肿瘤早期，患者邪气盛、正气未衰，治疗常以驱邪为主，但驱邪不能伤正；在肿瘤中期，患者正邪交争较甚，多以扶正与祛邪并用，遵循攻补兼施的原则；在肿瘤的晚期，患者正气多已虚衰较甚，癌毒虽仍亢盛，但机体不任攻伐，治疗以大力扶助正气为主，待正气提升后，再以祛邪治疗。而野生药用真菌组方的治疗，则兼有西医的优点，即生物免疫化疗的作用，还没有任何不良反应，同时还有中医的优点，提高患者的免疫系统，并且还有治疗患者各种并发症及消除不良反应的能力。

（一）科学选择原则

目前肿瘤的治疗方法很多，这些疗法各有自己的适用范围和针对性。况且，大多数疗法还有一些毒副反应，对患者的生存质量有着严重的影响，这就要求在选择这些疗法时，科学性便是第一要义。所谓科学治疗，即是根据循证医学研究所提供的证据，依据疾病的病种、分期、病理性质，兼顾患者本身的体质、心理、经济条件等来确定有效的治疗方案。尽可能选择疗效相对确凿、损伤相对较少、经济代价相对合理的治疗方法作为首选或主要方法。

（二）综合考虑原则

由于肿瘤是全身疾病在局部的体现，病情错综复杂决定了任何一种单一的治疗均不足以获得十分满意的疗效。即便是最佳的化疗方案，对敏感的肿瘤组织，有效率也只在20%～50%，超过60%的很少，如放疗对鼻咽癌和喉癌属于首选，最敏感的5年生存率也不过30%～40%。因此，目前大家已经认识到肿瘤的治疗应以综合治疗为原则，应根据患者的全身情况、心理状态、各脏腑功能、肿瘤的具体部位、病理类型、侵犯范围、发展趋向及病期的早晚，结合细胞分子生物学的特点，有计划的优化和合理地组合现有的各种有效治疗手段，并以最适当的经济费用取得最好的治疗效果为标准。药用真菌配合治疗，可以提高疗效，防止转移、杀灭癌细胞，对一些晚期患者就可以单独使用，还可以治愈很多当今医学无法治疗的患者，是一种极佳的方法。

（三）调整为先原则

调整为先是指对肿瘤患者，特别是初诊患者或晚期有众多症状或痛苦的患者，应先基于调整其各项机能状态，让其各项机能逐步恢复协调平衡，让患者感到症状有所缓解，开始感到比较舒服。这当以调整胃纳脾运，开其胃口；调整肠道通畅，使其能畅而排毒，却不至于泻得太过；改善睡眠状态，让其能有个安眠的夜晚；稳定其情绪，协调其气体升降；调整白细胞偏低、肝功能有损、肿瘤标志物异常。而野生药用真菌组方就有调整肿瘤患者的能力。只有调整为先，解决患者当下的一些苦楚，消解一些疑虑，患者抗癌信心才会确立，才会认真而坚定地配合完成较为漫长的治疗过程。

（四）增悦原则

随着医学的发展，人们逐渐认识到肿瘤患者具有明确的心身相关的发病机制。心理因素与肿瘤的发生、发展、治疗效果、预后等都有密切关系。肿瘤患者发病后的心理变化与机体的病理、生理改变会相互影响，互为因果。研究表明精神创伤是乳腺癌、子宫颈癌发病的重要危险因素。胃癌患者以内向型性格占绝大多数。失去亲人而造成的抑郁、绝望和难以宣泄的悲哀等心理因素，对肺癌的发病有促进作用。不良的心理因素可能改变机体的免疫状态，抑制免疫系统的功能，减低免疫监视，在致癌因素的作用下，促进肿瘤的发生与发展。因此，服用治疗肿瘤患者的心理疾病的野生药用真菌组方，就能使患者改变悲观心情，调整其情绪，使之振奋，激发其与癌症拼搏斗争的奋发精神，取得良好的治疗效果。

（五）适度治疗原则

2003 年 12 月在美国召开的 26 届圣安东尼奥乳癌研讨会上，专家们提出对乳腺癌的手术应从过去"最大耐受性的治疗"向"最小有效性治疗"转变。化疗要用最适剂量和程序，而不是单纯追求大剂量。放疗要从传统的包括区域淋巴结的大野照射转向强调目标照射，这一趋势的鲜明体现在肿瘤治疗的合理性和适度性。临床上很多患者正在遭受着"过度治疗"的折磨，如为了手术的干净彻底而任意扩大手术范围，以致手术后生活自理都十分困难。人们早已发现临床上很多肿瘤患者并不是死于肿瘤，而是死于"过度治疗"及化疗耐药性及失效而引起的细菌感染。出现"肿瘤尚未消失，人已经去世了"的现象。那么，野生药用真菌组方可以同放化疗配合，增加放化疗的疗效，减轻耐药性及消除不良反应，从而提高患者的生命质量。可以说合理掌握治疗度是提高患者生活质量，延长患者生存时间的关键。

（六）个体化原则

个体化原则是指在制订治疗方案时，首先弄清患者的具体情况，以便针对这一患者的一系列的特点，筛选确定有针对这一患者个体特点相对最佳的治疗方案。这些具体特点涉及肿瘤的部位、临床分期、病理类型，以及依据临床特点对其生物学特性做一个基本的估价。

（七）阶段性原则

在肿瘤发生、发展、演变过程中，由于受到机体各种复杂功能的影响，每个阶段所表现出来的生物学特性是不同的，不同阶段各有不同的治疗侧重点。因此，治疗要讲阶段性。首先是治疗期，可根据患者的病史，临床体检所见肿瘤体积的大小、范围和辅助检查，以及实验室检查指标等综合分析以确定临床分期，明确肿瘤的大小、形态、范围、有无转移、邻近器官组织受累及全身状态，在不同的阶段来选择相应的治疗方案，以便更加符合肿瘤的生物学特性。治疗期为 1.5～2.5 年。其次是巩固期，要依病种而定。如原发性肝癌，面临的问题有修复肝功能、逆转肝硬化、阻止新病灶等。故相对的巩固期时间较长，大概 3～5 年。最后是康复期，应有个终身的观念，重在饮食、行为、心理、社会活动以及药物等方面作出综合的终身调整与优化。一个合格的野生药用真菌治疗师，一般要先掌握西医的相关知识，然后学习野生药用真菌的相关知识 1～2 年，再跟名师学习野生药用真菌的相关知识 2～3 年，才能运用野生药用真菌进行相关疾病的治疗，否则只能算是一般的了解者。

三、目前最佳的肿瘤治疗模式

经过反复临床实践，中国中西医结合治疗肿瘤的基本框架已经形成，对于早期肿瘤，一般采取西医手术、放疗、化疗与药用真菌组方相结合，以最大限度去除癌毒，达到祛邪则正安、防止复发与转移的目的。中晚期患者，则根据病理类型及恶性程度的不同，以扶正培本与辨证调节为主，结合放疗、化疗、生物治疗等手段，提高生存质量，延长生存期，即使是不能手术或拒绝放疗、化疗的患者，采用药用真菌组方治疗仍然可以取得一定的远期疗效，有的患者还可以治愈。这一模式充分体现了药用真菌组方在临床治疗中的作用。

正邪相争始终贯穿于恶性肿瘤的发生、发展、复发、转移及并发症发生的全过程，也就是说，人之所以得肿瘤，与其内在正气不足，不能有效抑制癌细胞有着密切的关系。因此，在人的一生中，必须随时注意提高自身的免疫力，使自己远离肿瘤疾病。如果已经患有肿瘤，那么就必须在扶、防、治上下功夫。目前，治疗癌症的主要策略无外乎两大类。一类是应用攻击（祛邪）方法直接杀害癌细胞。另一类是应用防御（扶正）手段，通过提高机体免疫力，从而有效抑制癌细胞的发展。然而，有没有一种更好的方法，既能扶正，又能防止癌细胞的复发和转移，还能杀灭癌细胞呢？经过多年的研究，这种方法已经出现了，这就是癌细胞治疗的扶、防、治理论。这是目前最新的野生药用真菌组方治疗方法。

总的来说，不同理论指导下的抗肿瘤疗效不相同，甚至可能截然相反。

笔者这20多年来都在想一个问题：有没有一种更好的治疗之路；作者咨询了国内外很多专家，有的说对肿瘤必须采用"杀"的方法，有的说用"防"的方法，防止肿瘤的扩散、转移就行，还有的说必须扶正。笔者同专家们说：肿瘤的最佳治疗方法是扶、防、治。

当笔者提出以上理论的时候，专家们异口同声地说：好是好，但你从哪里去找齐扶正气、防转移和复发，还能杀灭癌细胞，同时还可以治疗并发症，消除各种因手术、放化疗引起的不良反应的药物呢？其实，笔者当时也很清楚，要找齐这些药物几乎是不可能的事情，但是因为当时年幼无知，抱着初生牛犊不怕虎的精神，告诉自己一定要找齐这些药物。笔者当时找遍了中国及世界上大部分药典，只找到了扶正气的药物，而对防复发和转移，杀灭癌细胞的药物只在文献中见过。这时有人对作者说：要找到这些药物只能到森林里去。

笔者于20多年前离开城市，走进了原始森林，造访了海南、广西、云南、西藏、黑龙江的原始森林区，也探索了缅甸、美国、尼泊尔的原始森林，同山民们一起以野果为食，与虫、鸟、兽为伴，以藤蔓沟壑及悬崖为路。20年间，亲自采集并了解其药理药性的真菌有300多种。这20年来，笔者在原始森林中，找到了扶正较好的药物、防止复发和转移较好的药物以及杀灭癌细胞较好的药物，更找到了治疗肿瘤并发症与不良反应的药物。这些药物的相关信息于2001年由香港《大公报》发文报道。这10多年来，笔者一直想用一个科学的方法，把这些药物按"理、法、方、药"进行配比，每一个配方按不同药物与不同比例进行，把这些年来对患者治疗效果较好的配方申请了国家发明专利。当他看到很多被诊断为只能生存2～3个月的患者，到今天还非常健康活着的时候，心里就充满了自豪感。因为他知道"扶、防、治"治疗肿瘤的理论就像一颗种子，已经开始发芽了。

（一）早期病患

1. 彻底摧毁

早期癌症患者，其肿瘤局限于身体的某个部位，肿瘤体积小且未能形成向周围的组织侵犯或远处转移，而且重要的脏器功能和患者的体质状况都基本正常。对于这部分患者，短期内应用较为剧烈的攻击疗法＋野生药用真菌的组方（生物免疫化疗），以期彻底杀灭肿瘤细胞是可行的。例如，一个 I 期乳腺癌患者，其一般身体状况较好，在明确诊断后及时进行根治手术，可以彻底消除肿瘤病症。此后进行一段时间的生物免疫化疗，从而既清除癌细胞又使其在短期内最大限度地从手术打击中恢复过来，最终获得完全的康复。

2. 画蛇添足

肿瘤治疗过程中，因顾忌肿瘤的复发和转移，过分地采用一些其实并无必要的攻击疗法，则对患者的身体造成过度的伤害。同样以上述的 I 期乳腺癌为例，如果我们采取术前放疗，应用激进的根治手术方式（不保留胸大肌、胸小肌，从而加大伤口愈合的难度），术后再进行放疗或化疗的方法，这样的治疗便是过度治疗，不仅增加了患者的痛苦，而且对防止肿瘤的复发、转移并无任何益处。对于这种画蛇添足的治疗方法，应尽快使用野生药用真菌组方，以便能弥补其不足。

（二）中晚期病患

1. 同归于尽

中晚期癌症患者，其肿瘤体积大而且存在着广泛的周围组织侵犯和远端脏器的转移，而且由于肿瘤的巨大消耗，使得机体的免疫系统及各个重要脏器的功能和一般的体质状况处于不正常的状态。此时，若要达到彻底消灭癌细胞的目的，必须长时间反复应用剧烈的攻击疗法，然而患者的身体状况却不能承受这种在理论上成立的抗肿瘤治疗。盲目应用攻击疗法的后果是，肿瘤杀伤的疗效不明显，而患者的病情进一步恶化，在这方面的惨痛教训实在太多了。在肿瘤学科发展的初期，认为癌症是一个以局部病灶发生为主要矛盾的恶性肿瘤。因此，所谓的"根治术""超根治术""根治性放疗""根治性化疗"等名词术语广泛流行，扩大手术范围、提高放疗或化疗的剂量似乎成为提高治疗肿瘤疗效的唯一手段。而且衡量抗肿瘤疗效的标准十分单一，即是否能够达到彻底清除肿瘤病灶。在上述思想的指导下，"只见树木不见森林"的盲目攻击，导致了部分晚期患者的病情恶化甚至死亡，很多患者是肿瘤没有了或缩小了，但生命也结束了。目前，在患者身体状况不佳、体内肿瘤相对较大的情况下应用祛邪攻击法，有可能出现癌细胞与患者生命同归于尽的治疗结果。那么，对于医院采用的根治性放疗和根治性化疗，必须找到对应的办法，即怎样消除各种不良反应，怎样提高放化疗的疗效，怎样治疗各种并发症，怎样增强免疫调节，而目前唯一可以办到的方法就是野生药用真菌组方了。

2. 与狼共舞

对于晚期病例，当意识到应用目前的医学方法还不可能彻底治愈这一客观事实的时候，与其奋力搏斗，两败俱伤，倒不如来一个"与狼共舞"。这就是目前治疗肿瘤的第二种方法，即扶正方法。对于晚期患者，由于肿瘤的长时间消耗，患者的体质往往很差，无法承受攻击疗法的进一步打击。在这种情况下，选择扶正，提高免疫力的方法，不失为一种选择，能够延长生命，虽然肿瘤不能完全消失，但是患者还是能够在保证生活质量的基础上维持生命。这个方法有个缺点，即肿瘤还在持续生长，因为肿瘤是我们身体的异常细胞，在外部扶正的情况下，也提高了肿瘤细胞对外的免疫力，它是正常细胞与异常细胞一起提高的，只是减少了并发症，可以让患者提高生命的质量。

3. 治疗原则

早、中期患者，在进行手术、化疗、放疗的同时使用"扶、防、治"思想的生物免疫化疗进行治疗，可以达到根治的目的。晚期患者，可以"与狼共舞"，即在一定程度上抑制肿瘤病灶的发展同时彻底抑制肿瘤的生长，治愈患者。这几年来，就有很多晚期复发转移的患者，通过单独服用生物免疫化疗获得长期生存和治愈肿瘤。又不至于对患者的正常生理功能带来太多的损伤。虽然肿瘤未能完全消失，但是患者还是能够在保证生活质量的基础上维持生命。

4. 治标还是治本

按照传统的治疗方式，单纯地想把肿瘤切割出去，把肿瘤照射死，就可以消灭肿瘤，这是片面的认识。全世界对付癌症已经有 70 年的历史了，耗费了巨额资金，结果肿瘤患者并没有因此而减少，反而越来越多。所以，我们必须找到治本的方法，"扶、防、治"这种药用真菌药物治疗肿瘤的方法应该是一种治本之法。也许以后还会有更好的方法，但是这是目前为止，在肿瘤治疗上较好的方法。

四、研究的思路

药用真菌组方在肿瘤防治中的应用是中国肿瘤防治的优势和特色，即利用西医的对症与中医的辨证相结合，在今天中国治疗肿瘤效果非常不理想的情况下，走出了一条新路，特别是控制肿瘤的复发、转移，消除放疗和化疗的不良反应，调节肿瘤患者的免疫水平，对手术后伤口的愈合及患者细菌性感染有很好的治疗作用。目前由于西医的抗生素使用，导致产生了大量的抗药性细菌，这时药用真菌的非凡治疗效果就慢慢体现出来了。在保持药用真菌特色的基础上，药用真菌防治肿瘤研究取得了突破性进展，推动其国内的普及和国际化的进程是目前需要的。

（一）开展回顾性研究

通过数千例的临床经验以及临床研究证实，药用真菌组方在治疗肿瘤过程中遵循扶、防、治三原则主要体现在以下几个方面：①肿瘤手术前后的患者运用野生药用真菌组方既可促进康复并防止伤口恶化及感染，又可控制肿瘤的复发、转移，其本身也是一味或多味没有任何不良反应的生物免疫化疗药材。对于全身复发、转移的患者，采用药用真菌组方治疗，有40%～50%的患者可以稳定病情甚至治愈。②肿瘤放疗、化疗中运用药用真菌可以减少放疗、化疗的毒性，提高放疗、化疗的完成率，增加疗效。③对于不适用于手术、放疗、化疗的患者，同时包括晚期肿瘤患者，药用真菌可在一定程度上控制肿瘤发展，减轻临床症状，提高生活质量，延长生存时间，甚至治愈。④对于肿瘤引起的各种腹水，可以在无不良反应的情况下治好。⑤可以降低转氨酶含量。⑥可以快速提升血小板、红细胞、白细胞活性。⑦防止各种并发症。⑧防止肿瘤康复期的复发、转移。因此，在中国野生药用真菌组方治疗肿瘤得到了社会的认可。

（二）建立统一的中医肿瘤诊疗指南

药用真菌组方治疗肿瘤的扶、防、治三原则，即注意科学性、可重复性、可操作性和权威性，又可保持一定的灵活性，更可突出药用真菌特色，能够作为指导药用真菌肿瘤临床、科研、教学和对外交流的参照依据。

五、攻克肿瘤难题是世界性的共同目标

近年来，野生药用真菌组方治疗肿瘤的扶、防、治三原则取得了相

当大的成果。肿瘤是世界性的医学难题，攻克肿瘤也是世界性的共同目标，我们相信只有在继承野生药用真菌组方精髓的基础上，不断加强合作，才能把这一上天恩赐于人类的灵丹妙药推广开来，去挽救更多的肿瘤患者，因为药用真菌不光中国的原始森林中有，世界各地的原始森林或草原上也有，只是需要有人去寻找。

第5章
免疫食疗方治疗癌症

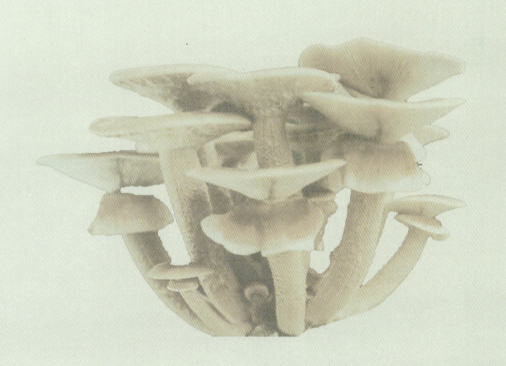

每一种药用真菌对不同的肿瘤的敏感度是不一样的，野生药用真菌免疫食疗方可以配合手术、放疗、化疗、内分泌治疗和免疫治疗，可以达到增加疗效，减轻各种不良反应，提高免疫调节，控制肿瘤的复发转移及治疗各种并发症的目的，对于晚期患者，也可以单独使用按不同病情配方的野生药用真菌免疫食疗方，能很好地减缓或控制肿瘤的复发、转移，消除各种积液，提高各种血象，消除各种炎症，提高免疫调节，达到治疗各种并发症的目的，从而延长患者的生存时间并增加治愈的可能。对于患者而言，全面的综合先进的治疗技术才是最关键的，能让人活着才是制胜的法宝。

一、肺癌

我们今天一说起肺癌，大家都知道，这个病很难治疗，而且发展很快，很多人一发现，就是晚期，多处转移，早、中期的，可以去手术，化疗，但很多晚期患者，这个时候，再用西医的疗法，往往就会加快死亡。我们可以手术的患者，在手术治疗后，短则几个月，长则1～2年，都会复发转移，就算配合西医的靶向药进行治疗，也会复发转移，这是拦不住的，对于这些患者我们应该怎样进行治疗呢？对于这种情况，笔者于2014年发表了一篇文章《病案举隅——浅论野生药用真菌治疗肺癌骨转移的用药思路》，简单阐述了一些解决方法。

对于肺癌，使用最多的还是化疗，包括使用靶向药、免疫制剂，但使用2～3次以后，还是会耐药，会产生不良反应，会转移。据科学实验证明，药用真菌可以解除大部分耐药及大部分不良反应，还能增加1～2倍化疗药的疗效。这就是西医的对症与中医的辨证相结合，是一个创新的医学体系，也是人类治疗疾病新的研究方向。我们今天的手术、化疗、放疗、靶向治疗、免疫治疗，都可以加入野生药用真菌，还有肺癌引起的各种转移都可以使用野生药用真菌的治疗，对于肺癌引起的各种并发症，野生药用真菌里也有针对性的治疗方法。应用野生药用真菌配方的目的在于彻底治愈癌症，延长患者生存期。

（一）手术配合野生药用真菌组方

对于手术，野生药用真菌可以加速伤口的愈合力，有一部分手术的患者就存在伤口愈合不好的现象，而野生药用真菌的组方就含有杀菌、消毒、止血、消肿、收敛、治溃疡的成分或作用，比如马勃，就有止咳、止血、治疗咽痒、收敛肺部的作用。

（二）化疗配合野生药用真菌组方

对于化疗，野生药用真菌可以消除不良反应和减轻耐药性并提高化疗药的作用。

（三）放疗配合野生药用真菌组方

对于放疗，野生药用真菌可以有效治疗或消除由放疗引起的阻塞性肺炎、咯血、上呼吸道或上腔静脉阻塞等，帮助患者减轻痛苦顺利完成放疗。

（四）靶向治疗配合野生药用真菌组方

对于靶向治疗，野生药用真菌可以解决长期使用而引起的耐药性和不良反应，同时还可以增加阻断率，对于肺癌患者的帮助十分巨大。

（五）转移灶治疗配合野生药用真菌组方

对于转移灶治疗，肺癌患者最常见的是脑转移，化疗药物很难到达脑部，所以最好的方式就是放疗配合野生药用真菌组方，可以增加松针层孔菌的用量。对于胸腔转移，胸腔积液也会同时出现，会加速肿瘤的转移，而野生药用真菌组方则可以很好地解决胸腔积液的问题，同时也可以减慢肿瘤的转移，可以加重桑黄的用量。还有肝、胰腺、膀胱、肾、骨等各部位的转移，就需要不同的药用真菌配合，才能有效果。

（六）免疫治疗配合野生药用真菌组方

对于近两年发展很快的免疫治疗，野生药用真菌有提高疗效，消除胸腔积液，减少癌细胞的作用，可以增加薄树芝的用量。

（七）野生药用真菌组方

野生药用真菌组方由下列真菌组成：松针层孔菌、桑黄、树舌、木蹄层孔菌、桦褐孔菌、裂蹄层孔菌、粗毛褐孔菌、绿栓孔菌、白栓孔菌、肉球菌，竹黄、竹红菌、茯苓、猪苓、乌灵参、炭球菌、毛蜂窝菌、马勃、硬皮地星、红鬼笔、云芝、橘黄裸伞、榆生木层孔菌、密集木层孔菌、灵芝、薄树芝、斑褐孔菌、桦滴管菌、古巴裸盖菇、僵蚕、裂褶菌、假芝、白耙齿菌、蝉花、金丝刷、蜜环菌、硫黄菌、隐孔菌、红缘层孔菌、槐耳、松萝、苦白蹄、薄皮纤孔菌、紫丁香菇、东方栓菌及药引等。

（八）野生药用真菌组方的作用与效果

- 延缓肿瘤细胞对化疗药物耐药性的产生。
- 杀灭肿瘤细胞。
- 消除炎症，加快手术愈合。
- 减小或避免放、化疗的不良反应。
- 促进体内积液、腹水的排出。
- 提高红细胞、血小板计数。
- 调节患者的全身免疫系统。

（九）免疫食疗方

1. 肺癌免疫食疗方（手术、化疗期间）（编号：017001）

配方：松针层孔菌（20g）、肺衣（10g）、红缘层孔菌（10g）、松萝（20g）、桑黄（20g）、裂蹄层孔菌（10g）等多种野生药用真菌辅以排骨（250g）、姜（适量）等共煎，1天吃完。

服用期：建议服用 1～2 个月，根据治疗情况调方。

2. 肺癌免疫食疗方（晚期及不能手术）（编号：017002）

配方：松针层孔菌（20g）、桑黄（20g）、裂蹄层孔菌（10g）、桦褐孔菌（20g）、茯苓（20g）、白边（10g）等 19 种野生药用真菌辅以排骨（250g）、姜（适量）等共煎，1天吃完。

服用期：建议服用 2 个月，根据治疗情况调方。

3. 肺癌免疫食疗方（康复期）（编号：017003）

配方：松针层孔菌（20g）、桑黄（20g）、裂蹄层孔菌（10g）、桦褐孔菌（20g）等 9 种野生药用真菌辅以排骨（250g）、姜（适量）等共煎，1天吃完。

服用期：建议服用 1～2 年，根据治疗情况调方。

二、胃癌

胃癌为消化道很常见的一种恶性肿瘤，胃癌可发生于胃的任何部位，绝大多数胃癌属于腺癌，早期无明显症状，当有症状时大多都已经是中、晚期了，所以大部分患者来到医院就诊时已经是中、晚期，这就大大提高了治疗难度，甚至一些大范围扩散的患者只能对症治疗从而达到延长生命的效果。

胃癌的转移主要有以下几个途径。

- 直接浸润，分化差浸润性生长的胃癌突破浆膜后，易扩散至网膜、结肠、肝、胰腺等邻近器官。

- 血行转移，常见的转移是肝、肺、胰、骨骼等，以肝转移最多。
- 腹膜种植转移，在手术时，不小心让癌细胞脱落在脏器上，形成转移结节，腹膜种植最易发生于上腹部，肠系膜上。女性胃癌患者可能种植转移到卵巢，叫作 Krukenberg 瘤。
- 淋巴转移，胃癌的主要转移途径，70% 的胃癌患者有淋巴结转移，而且是全身转移。

对于以上转移情况的处理上我认为，西医有自己的优势，中医也有自己的优势，如果能把两种医学的理论有机地结合起来，将会对胃癌患者带来福音。于是笔者在 2012 年发表了一篇文章《野生药用真菌的神奇功效》，其中谈到了野生药用真菌对于胃癌的治疗。

对于胃癌，进行正确的治疗才是关键，搭配野生药用真菌组方可以发生奇效。应用野生药用真菌组方的目的在于彻底治愈癌症，延长患者生存期。

（一）手术配合野生药用真菌组方

不管是根治性手术还是姑息性手术，都有非常巨大的风险，怎么去消除手术引起的并发症，怎么减轻手术引起的伤口愈合问题，怎么控制减缓肿瘤细胞的复发转移。以上这些问题都可以通过野生药用真菌组方来解决，可以增加东方栓菌的用量，东方栓菌就是治疗各种炎症的中药。

（二）化疗配合野生药用真菌组方

对于胃癌，在术前、术中和术后及延长生存期，都需要化疗，比如化疗药顺铂，就有较大的不良反应，配合使用野生药用真菌组方，就可以消除各种不良反应，增加 1 倍左右的化疗作用，对其他化疗药也是一样的。

（三）靶向治疗配合野生药用真菌组方

靶向治疗可针对性地杀灭肿瘤细胞，减轻正常细胞的损害，但针对胃癌的靶向药比较少，有限的靶向药不良反应也比较大，而同野生药用真菌组方配合使用，则可以减少不良反应与耐药性。提高治疗效果。

（四）其他治疗配合野生药用真菌组方

胃癌的免疫治疗和基因治疗，都有耐药性与不良反应的问题，如免疫治疗期间出现的肠胃炎、肝炎、肾炎、甲状腺功能减退等，对于以上不良反应，野生药用真菌组方都可以缓解。

基因治疗同样有很多缺点：①安全问题，基因治疗涉及内、外源性基因的重组，因此有可能引起细胞基因突变、原癌基因的激活或抑制基因的关闭，从而导致细胞恶变。②体内表达基因的可控性问题，目前国内还存在较多的问题。③外源基因不能在体内长期稳定表达，许多情况下，需要外源基因在体内长期稳定表达，才能达到基因治疗目的，然而，我们今天的医院做得很不好。④目的基因转移效率不高，尽管人们做了很多努力来提高基因转移效率，但是到目前为止，还不能做得很好。⑤基因治疗的复杂性问题，将基因治疗用于单基因或一簇相连锁基因的缺失或突变所导致的疾病时，相对较容易，但对晚期复发转移的胃癌则治疗效果不尽人意。⑥基因治疗中靶细胞生物学特性改变的问题。以上这些问题都可以通过野生药用真菌组方来解决或缓解。

（五）单独使用野生药用真菌组方

单独使用野生药用真菌同样有很多优势，比如：①消除前期治疗的不良反应。②治疗各种并发症。③减缓或阻断肿瘤的复发与转移。④提高免疫调节。⑤消除患者的各种炎症。⑥减少或消除各种腹水与胸腔积液。⑦提高调节患者的血象。⑧提高患者的生命质量，坚持还有治愈的可能。

（六）野生药用真菌组方

要想治好胃癌，针对不同的肿瘤及转移的部位，必须要按不同的药用真菌以及不同的敏感度来组方，才能发挥好药用真菌的作用。

野生药用真菌组方由下列真菌组成：裂蹄层孔菌、树舌、桑黄、粗毛褐孔菌、木蹄层孔菌、松针层孔菌、薄皮纤孔菌、桦滴管菌、云芝，桦褐孔菌、茯苓、猪苓、肉球菌、东方栓菌、竹黄、竹红菌、雷丸、冬虫夏草、蝉花、乌灵参、炭球菌、紫丁香菇、苦白蹄、红缘层孔菌、槐耳、松萝、硫黄菌、隐孔菌、马勃、薄树芝、毛蜂窝菌、橘黄裸伞、金丝刷、蜜环菌、灰树花、假芝、白耙齿菌、柱状田头菇、金顶侧耳、裂褶菌、淡黄木层孔菌、绿栓孔菌、白栓孔菌、斑褐孔菌、牛肝菌、红鬼笔、古巴裸盖菇、僵蚕等。

（七）野生药用真菌组方的作用与效果

- 延缓肿瘤细胞对化疗药物耐药性的产生。
- 杀灭肿瘤细胞。
- 消除炎症，加快手术愈合。
- 减小或避免放、化疗的不良反应。
- 促进体内积液、腹水的排出。
- 提高红细胞、血小板计数。
- 调节患者的全身免疫系统。

（八）免疫食疗方

1.胃癌免疫食疗方（手术、化疗期间）（编号：017004）

配方：裂蹄层孔菌（10g）、桦褐孔菌（20g）、赤芝（10g）、薄皮纤孔菌（10g）、东方栓菌（10g）、木蹄层孔菌（20g）等13种野生药用真菌辅以排骨（250g）、姜（适量）等共煎，1天吃完。

服用期：建议服用1～2个月，根据治疗情况调方。

2. **胃癌免疫食疗方（晚期不能手术）（编号：017005）**

配方：松针层孔菌（20g）、裂蹄层孔菌（10g）、桦褐孔菌（20g）、赤芝（10g）、薄皮纤孔菌（20g）、榆生木层孔菌（5g）等16种野生药用真菌辅以排骨（250g）、姜（适量）等共煎，1天吃完。

服用期：建议服用2个月，根据治疗情况调方。

3. **胃癌免疫食疗方（康复期）（编号：017006）**

配方：桦褐孔菌（20g）、木蹄层孔菌（20g）、猴头菌（10g）、赤芝（10g）、云芝（20g）等9种野生药用真菌辅以排骨（250g）、姜（适量）等共煎，1天吃完。

服用期：建议服用1～2年，根据治疗情况调方。

三、肾癌

肾脏肿瘤的发病率近年来不断升高，在2008就已经进入我国肿瘤发病的前10名，60%的患者在早、中期是没有明显症状的，晚期才会有腰痛、血尿等现象出现。同时在晚期，肿瘤体积很大，有可能突破肾的包膜，向内会突破肾盂或肾盏，形成肉眼血尿。侵犯了周围的淋巴结之后会向远处转移，最常见的就是骨转移。出现以上症状，疾病对全身都会造成影响，器官功能都会衰减，例如骨头剧烈的疼痛。但患者具体能活多久，并不能准确地预料，总体来说，到了晚期，患者的生存率会很低。

这个病主要发生于50—70岁的中老年人，但近年在向年轻人发展，男女比例为2：1，我们都知道肾癌的危害性，怎么治疗才是正确的治疗，怎么治疗才是科学的治疗。笔者认为要结合现代西医与现代中医科学的地方，集两者的优势共同治疗肾癌。应用野生药用真菌组方的目的在于彻底治愈癌症，延长患者生存期。

（一）手术配合野生药用真菌组方

外科手术是治疗肾癌的首选方法，适合于早、中期患者，而晚期患者不适合。在手术前，服用野生药用真菌组方，可以减缓肿瘤的生长，治疗各种并发症，恢复身体的各种机能；在手术后，服用野生药用真菌组方，可以促进伤口的愈合，可以抑制和杀灭肿瘤细胞的生长，治疗各种并发症。

（二）免疫治疗配合野生药用真菌组方

西医的免疫治疗，不是自然的免疫，而是人工的免疫，会产生各种不良反应，同时疗效不是很确定。在患者使用免疫治疗的基础上，配合使用野生药用真菌组方，则可以减少各种不良反应、治疗并发症，减缓肿瘤的复发和转移。

（三）靶向治疗配合野生药用真菌组方

靶向药是治疗肾癌晚期的一种方法，但晚期肾癌患者本身体质很差，同时伴有很多并发症，对于使用靶向药带来的各种不良反应往往不能耐受，但是配合野生药用真菌组方使用，可以改善体质、消除各种不良反应、治疗各种并发症、抑制与杀灭肿瘤。

（四）单独使用野生药用真菌组方

对于晚期肾癌及手术、放化疗的患者，放化疗只能杀灭 30%～40% 的肿瘤，而野生药用真菌组方相当于是免疫与无毒化疗相结合，可以比放化疗更有效的杀灭癌细胞、治疗各种并发症、改善患者体质、提高生命质量、扩增免疫效应 T 细胞等。

（五）野生药用真菌组方

野生药用真菌组方由下列真菌组成：木蹄层孔菌、东方栓菌、灵芝、紫丁香蘑、肉球菌、竹红菌、竹黄、桑黄、云芝、树舌、粗毛褐孔菌、松针层孔菌、裂蹄层孔菌、桦褐孔菌、红缘层孔菌、槐耳、松萝、苦白蹄、薄皮纤孔菌、猪苓、茯苓、硫黄菌、隐孔菌、马勃、薄树芝、毛蜂窝菌、橘黄裸伞、金丝刷、蜜环菌、灰树花、蝉花、炭球菌、假芝、白耙齿菌、柱状田头菇、金顶侧耳、裂褶菌、淡黄木层孔菌、绿栓孔菌、白栓孔菌、斑褐孔菌、牛肝菌、红鬼笔、僵蚕、古巴裸盖伞等。

（六）野生药用真菌组方的作用与效果

- 延缓肿瘤细胞对化疗药物耐药性的产生。
- 杀灭肿瘤细胞。
- 消除炎症，加快手术愈合。
- 减小或避免放、化疗的不良反应。
- 促进体内积液、腹水的排出。
- 提高红细胞、血小板计数。
- 调节患者的全身免疫系统。

（七）免疫食疗方

1. 肾癌免疫食疗方（手术、化疗期间）（编号：017007）

配方：桑黄（20g）、红缘层孔菌（10g）、赤芝（10g）、硫黄菌（10g）、桦褐孔菌（20g）、白边层孔菌（10g）等 13 种野生药用真菌辅以排骨（250g）、姜（适量）等共煎，1 天吃完。

服用期：建议服用 1～2 个月，根据治疗情况调方。

2. 肾癌免疫食疗方（晚期不能进行手术）（编号：017008）

配方：桑黄（20g）、橘黄裸伞（5g）、松针层孔菌（20g）、桦褐孔菌（20g）、红缘层孔菌（10g）、榆生木层孔菌（5g）等 18 种野生药用真菌辅以排骨（250g）、姜（适量）等共煎，1 天吃完。

服用期：建议服用 2 个月，根据治疗情况调方。

3. 肾癌免疫食疗方（康复期）（编号：017009）

配方：桑黄（10g）、白耙齿菌（10g）、桦褐孔菌（10g）、红缘层孔菌（10g）、云芝（10g）等 9 种药用真菌辅以排骨（250g）、姜（适量）等共煎，1 天吃完。

服用期：建议服用 1～2 年，根据治疗情况调方。

四、膀胱癌

膀胱癌是指发生于膀胱黏膜上的恶性肿瘤，也是全身十大常见肿瘤之一，占我国泌尿生殖系肿瘤发病率的第 1 位，位列肿瘤发病率的第 9 位，所有年龄都可能发病，但好发于 50—70 岁。膀胱癌是生存率比较好的肿瘤，5 年生存率较高，影响 5 年生存率的是复发转移，科学的治疗膀胱癌，防止肿瘤的复发转移是关键，据科学考证，在现有世界科学的基础上，使用西医的方法配合野生药用真菌组方，即西医的对症与野生药用真菌的辨证，来治疗肿瘤，则很多患者就有治愈的可能。应用野生药用真菌组方的目的在于彻底治愈癌症，延长患者生存期。

（一）手术配合野生药用真菌组方

手术切除是治疗膀胱癌方法之一，对于早、中期比较适用，但是手术的不良反应还是比较大的，如膀胱癌电切术出现血块积块，尿外渗等；全切术后出血及排尿疼痛，伤口愈合困难，尿频及尿失禁等。但不管用哪一种手术，都会有复发的问题，晚期还有复发转移的问题，西医要解决，只能不断地手术及化疗，笔者建议在查到自己已患膀胱癌的时候，就应尽快服用野生药用真菌组方，特别是手术后更应该服用，可以减少不良反应的发生，并防止膀胱癌的再次复发与转移。野生药用真菌组方对于控制膀胱癌的复发与转移十分有效。

（二）化疗配合野生药用真菌组方

化疗对膀胱癌比较敏感，特别是针对转移性膀胱癌，主要以联合化疗为主。但化疗有很多不良反应，如疲惫、孱弱、无精打采、流汗、昏睡不醒、免疫力低下、骨髓抑制、血小板减少、血红蛋白降低、复发和转移等。配合野生药用真菌组方，既可以消除各种不良反应，还可以防止膀胱癌的复发和转移。

（三）单独使用野生药用真菌组方

对于一部分晚期患者，直接使用野生药用真菌组方，可以治疗肿瘤、各种并发症、防止肿瘤转移、延长生存期。

（四）野生药用真菌组方

野生药用真菌组方由下列真菌组成：木蹄层孔菌、桑黄、松针层孔菌、灵芝、肉球菌、东方栓菌、紫丁香蘑、云芝、树舌、粗毛褐孔菌、裂蹄层孔菌、桦褐孔菌、红缘层孔菌、槐耳、松萝、苦白蹄、猪苓、茯苓、竹黄、竹红菌、硫黄菌、隐孔菌、马勃、薄树芝、毛蜂窝菌、橘黄裸伞、金丝刷、蜜环菌、灰树花、蝉花、炭球菌、假芝、白靶齿菌、柱状田头菇、金顶侧耳、裂褶菌、淡黄木层孔菌、绿栓孔菌、白栓孔菌、斑褐孔菌、硬皮地星、牛肝菌、红鬼笔、大马勃、香菇、古巴裸盖菇、僵蚕等，再根据每个患者的不同情况与敏感度进行组方。

（五）野生药用真菌组方的作用与效果

- 延缓肿瘤细胞对化疗药物耐药性的产生。
- 杀灭肿瘤细胞。

- 消除炎症，加快手术愈合。
- 减小或避免放、化疗的不良反应。
- 促进体内积液、腹水的排出。
- 提高红细胞、血小板计数。
- 调节患者的全身免疫系统。

（六）免疫食疗方

1. 膀胱癌免疫食疗方（手术、化疗期间）（编号：017010）

配方：桑黄（20g）、松针层孔菌（20g）、桦褐孔菌（20g）、红缘层孔菌（10g）、马勃（10g）、白边（10g）等16种野生药用真菌辅以排骨（250g）、姜（适量）等共煎，1天吃完。

服用期：建议服用1～2个月，根据治疗情况调方。

2. 膀胱癌免疫食疗方（晚期不能进行手术）（编号：017011）

配方：桑黄（20g）、橘黄裸伞（5g）、桦褐孔菌（20g）、云芝（10g）、薄皮纤孔菌（20g）、松针层孔菌（20g）等16种野生药用真菌辅以排骨（250g）、姜（适量）等共煎，1天吃完。

服用期：建议服用2个月，根据治疗情况调方。

3. 膀胱癌免疫食疗方（康复期）（编号：017012）

配方：桑黄（10g）、松针层孔菌（10g）、硫黄菌（10g）、红缘层孔菌（10g）、茯苓（10g）等9种野生药用真菌辅以排骨（250g）、姜（适量）等共煎，1天吃完。

服用期：建议服用1～2年，根据治疗情况调方。

五、甲状腺癌

甲状腺癌的分型有四种，女性发病高于男性，这几年，我国甲状腺恶化的人越来越多。几年前有一个从河北来北京打工的甲状腺癌患者找到笔者，希望可以接受治疗。这名患者来的时候，已经有复发转移了，他的肿瘤标志物也开始升高。经过 1 个月野生药用真菌组方的治疗，肿瘤标志物就开始下降，第 2 个月又有下降，直到第 3 个月全部正常。后来又服用了 1 年左右，患者基本治愈，这充分体现了野生药用真菌对于治疗甲状腺癌的价值。应用野生药用真菌组方的目的在于彻底治愈癌症，延长患者生存期。

（一）手术配合野生药用真菌组方

手术治疗是甲状腺癌的主要治疗手段，但是，手术治疗后的并发症以及手术后的复发转移，是所有甲状腺癌患者关心的。野生药用真菌可以解决这些问题，其实在化疗药里面，也有一部分是从药用真菌里提取的单一成分，如绿栓孔菌。

（二）内分泌治疗配合野生药用真菌组方

甲状腺癌次全切或全切除者终身服用甲状腺素片，以预防甲状腺功能减退及抑制肿瘤的复发，不良反应主要是甲状腺功能亢进、诱发心绞痛、老年房颤及骨质疏松，同时还有耐药性的问题。而野生药用真菌组方能减轻内分泌治疗的不良反应，减轻或消除耐药性，提高内分泌治疗的效果，防止复发转移。

（三）放疗配合野生药用真菌组方

放疗适合于 45 岁以上多发性癌灶、局部侵袭性肿瘤及存在远处转移者。同时也是晚期患者，在内分泌治疗失效后的一种补救方法。而放疗的不良反应巨大，有部分患者是经受不住的，除了消除不良反应还需要抗辐射，这些问题都可以通过野生药用真菌来解决。如日本发现广岛边上有一个小岛，原子弹爆炸后几十年内都没有人得肿瘤，科学家们就去调查，结果发现原来岛上的居民是用一种叫桑黄的真菌熬水喝。

（四）其他治疗配合野生药用真菌组方

对于治疗甲状腺癌，我们还有一些治疗方法，如微波、激光、射频、免疫、基因等，但效果都很差，同时也有很大不良反应，而野生药用真菌组方，就可以消除不良反应还能提高杀灭癌细胞的能力，防止甲状腺癌的复发转移。

（五）单独使用野生药用真菌组方

在甲状腺癌晚期，很多患者单独使用野生药用真菌组方，来减少并发症，防止复发转移，延长生存期。

（六）野生药用真菌组方

野生药用真菌组方由下列真菌组成：东方栓菌、桑黄、紫丁香蘑、灵芝、云芝、树舌、粗毛褐孔菌、木蹄层孔菌、松针层孔菌、裂蹄层孔菌、桦褐孔菌、红缘层孔菌、槐耳、松萝、苦白蹄、薄皮纤孔菌、猪苓、茯苓、竹黄、肉球菌、竹红菌、硫黄菌、隐孔菌、马勃、薄树芝、毛蜂窝菌、橘黄裸伞、金丝刷、灰树花、蜜环菌、蝉花、炭球菌、假芝、白耙齿菌、柱状田头菇、金顶侧耳、裂褶菌、淡黄木层孔菌、绿栓孔菌、白栓孔菌、斑褐孔菌、牛肝菌、红鬼笔、大马勃、香菇、古巴裸盖菇、僵蚕等。

（七）野生药用真菌组方的作用与效果

- 延缓肿瘤细胞对化疗药物耐药性的产生。
- 杀灭肿瘤细胞。
- 消除炎症，加快手术愈合。
- 减小或避免放、化疗的不良反应。
- 促进体内积液、腹水的排出。

- 提高红细胞、血小板计数。
- 调节患者的全身免疫系统。

（八）免疫食疗方

1. 甲状腺癌免疫食疗方（手术及放疗化疗期间）（编号：017013）

配方：松针层孔菌（20g）、桦褐孔菌（20g）、云芝（10g）、猪苓（10g）、马勃（10g）、硫黄菌（10g）等13种野生药用真菌辅以排骨（250g）、姜（适量）等共煎，1天吃完。

服用期：建议服用1～2个月，根据治疗情况调方。

2. 甲状腺癌免疫食疗方（晚期不能手术）（编号：017014）

配方：裂蹄层孔菌（10g）、树舌（20g）、云芝（10g）、肉球菌（5g）、桦褐孔菌（20g）、猪苓（10g）等14种野生药用真菌辅以排骨（250g）、姜（适量）等共煎，1天吃完。

服用期：建议服用2个月，根据治疗情况调方。

3. 甲状腺癌免疫食疗方（康复期）（编号：017015）

配方：木蹄层孔菌（10g）、松针层孔菌（10g）、桦褐孔菌（20g）、蜜环菌（10g）等多种野生药用真菌（需结合患者个体差异进行加减）辅以排骨（250g）、姜（适量）等共煎，1天吃完。

服用期：建议服用1～2年，根据治疗情况调方。

六、胰腺癌

胰腺癌是一高度恶性的肿瘤，预后极差，未接受治疗的患者生存期约4个月，接受旁路手术治疗的患者生存期约7个月，目前西医的化疗配合免疫疗法的患者生存期为11个月。说起胰腺癌，笔者就想到了河北廊坊的一位患者，患有胰腺癌，经过手术治疗后2个多月就开始复发了，为了延长生命，患者找到了笔者，希望通过野生药用真菌组方来治疗复发，而野生药用真菌组方并没有令他失望，延长了他 5 年的生命。对于胰腺癌这种恶性程度很高的肿瘤来说，能够达到 5 年生存率是十分不容易的，但是野生药用真菌组方却做到了。应用野生药用真菌组方的目的在于彻底治愈癌症，延长患者生存期。

（一）手术配合野生药用真菌组方

对于胰腺癌，手术是唯一可能根治的方法。但因为胰腺癌的早期诊断困难，手术切除率低，术后 5 年生存率不到 1%，同时手术的失败率也高。而野生药用真菌组方能够提高 5 年生存率、降低手术失败率、防止复发转移、加速手术伤口的愈合（尤其是糖尿病患者）、减轻各种并发症。

（二）姑息治疗配合野生药用真菌组方

对于不适合做根治性手术的患者，就需要做姑息性手术来解除梗阻性黄疸，而进行姑息性手术的患者，很难生存 6 个月，同时不良反应还很大。但是野生药用真菌组方就可以尽量消除不良反应，提高生存期，并防止复发转移。

（三）综合治疗配合野生药用真菌组方

胰腺癌由于恶性程度高，手术切除率低，预后不良。迄今同大多数肿瘤一样，还没有一个高效和可完全应用的综合治疗方案。

1. 化疗

对不能手术及手术后防止复发，可进行化学治疗，以降低复发转移率，但化疗的巨大不良反应也降低了胰腺癌的生存期，野生药用真菌就可以解除大部分的不良反应，延长生存期，降低复发转移的发生率。

2. 生物治疗

生物治疗包括免疫治疗与基因治疗，这 2 种治疗方法目前还在实验室阶段，离实际应用还很远。而野生药用真菌组方可以保证其疗效。

3. 温热疗法

近年来温热疗法有了一定的应用，温度的掌握是能否发挥作用的关键，但对延长生存期的帮助不大。而野生药用真菌组方可以保证其疗效。

（四）对症支持治疗配合野生药用真菌组方

胰腺癌晚期，对出现脂肪泻和腹痛的患者，需要对症治疗，比如交感神经切除术等，但这只是治标，要治本，还是需要配合野生药用真菌组方，才有可能治本。

（五）单独使用野生药用真菌组方

对于胰腺炎的高度恶性，野生药用真菌组方可以让患者有质量的、更好的生存，一般的生存期可达到3～4年或更长，这是通过无数个实践总结出来的。

（六）野生药用真菌组方

野生药用真菌组方由下列真菌组成：松针层孔菌、灵芝、东方栓菌、紫丁香蘑、桑黄、云芝、树舌、粗毛褐孔菌、木蹄层孔菌、裂蹄层孔菌、桦褐孔菌、红缘层孔菌、槐耳、松萝、苦白蹄、薄皮纤孔菌、猪苓、茯苓、肉球菌、竹黄、竹红菌、硫黄菌、隐孔菌、马勃、薄树芝、毛蜂窝菌、金丝刷、橘黄裸伞、蜜环菌、灰树花、蝉花、炭球菌、假芝、白耙齿菌、柱状田头菇、金顶侧耳、裂褶菌、淡黄木层孔菌、绿栓孔菌、白栓孔菌、斑褐孔菌、牛肝菌、红鬼笔、大马勃、香菇、古巴裸盖菇、僵蚕等。

（七）野生药用真菌组方的作用与效果

- 延缓肿瘤细胞对化疗药物耐药性的产生。
- 杀灭肿瘤细胞。
- 消除炎症，加快手术愈合。

- 减小或避免放、化疗的不良反应。
- 促进体内积液、腹水的排出。
- 提高红细胞、血小板计数。
- 调节患者的全身免疫系统。

（八）免疫食疗方

1.胰腺癌免疫食疗方（手术及放疗、化疗期间）（编号：017016）

配方：树舌（20g）、木蹄层孔菌（20g）、松针层孔菌（20g）、蜜环菌（10g）、马勃（10g）、薄皮纤孔菌（10g）等15种野生药用真菌辅以排骨（250g）、姜（适量）等共煎，1天吃完。

服用期：建议服用1～2个月，根据治疗情况调方。

2.胰腺癌免疫食疗方（晚期不能进行手术）（编号：017017）

配方：树舌（20g）、木蹄层孔菌（20g）、松针层孔菌（20g）、硫黄菌（10g）、桦褐孔菌（20g）、茯苓（10g）等16种野生药用真菌辅以排骨（250g）、姜（适量）等共煎，1天吃完。

服用期：建议服用2个月，根据治疗情况调方。

3.胰腺癌免疫食疗方（康复期）（编号：017018）

配方：红缘层孔菌（10g）、硫黄菌（10g）、松针层孔菌（10g）、桦褐孔菌（20g）等8种野生药用真菌辅以排骨（250g）、姜（适量）等共煎，1天吃完。

服用期：建议服用1～2年，根据治疗情况调方。

七、骨肿瘤

骨肿瘤发展迅速、恶性程度高、死亡率高。而且骨肿瘤非常疼痛，随病情的发展而逐步增加疼痛，特别夜间疼痛加剧。

目前，治疗骨肿瘤的手段有限，往往都是治标不治本，特别是有的患者可能发生肌肉萎缩，颅腔和鼻腔可压迫脑和鼻的组织，脊椎可压迫脊髓而产生瘫痪，造成骨折截瘫等。骨肿瘤患者也希望能够找到科学的治疗方案，减少痛苦，延长生存期。应用野生药用真菌组方的目的在于彻底治愈癌症，延长患者生存期。

（一）手术配合野生药用真菌组方

患者一经检查为骨肿瘤，就应该尽快服用野生药用真菌组方，以减轻疼痛或消除疼痛，防止肿瘤。从多年的科研实践来看，野生药用真菌组方可以加速手术伤口的愈合，防止肿瘤的复发转移，治疗各种并发症。

（二）化疗配合野生药用真菌组方

对于骨肿瘤，化疗是有效的，但化疗的不良反应及耐药性的问题一直困扰着骨肿瘤患者，消除不良反应及打破耐药性，是所有化疗患者所希望的，而野生药用真菌组方就可以有这样的效果，凡化疗的患者，应该坚持服用。

（三）局部化疗配合野生药用真菌组方

对于局部化疗灌注化学药物的患者，是很痛苦的，会增加不良反应，会造成骨髓抑制及消化道反应，会造成中性粒细胞减少症等，因不良反应太大，有部分患者就不适合化疗，而化疗又是骨肿瘤杀灭癌细胞的一种重要手段，配合使用野生药用真菌组方就可以减轻各种不良反应，打破耐药，让所有的患者都能配合完成所有的化疗。

（四）免疫治疗配合野生药用真菌组方

对于免疫治疗，因为干扰素来源有限，现在应用非常有限，如果要应用免疫治疗，那应该配合野生药用真菌组方共同使用，这样可以提高免疫治疗的作用。

（五）单独使用野生药用真菌组方

野生药用真菌组方在止痛，杀灭骨肿瘤细胞方面，效果要好过对化疗比较敏感的化学化疗药物阿霉素，对于晚期骨肿瘤患者效果也十分显著。

（六）野生药用真菌组方

野生药用真菌组方由下列真菌组成：裂蹄层孔菌、紫丁香蘑、东方栓菌、灵芝、桑黄、肉球菌、云芝、树舌、粗毛褐孔菌、木蹄层孔菌、松针层孔菌、桦褐孔菌、红缘层孔菌、槐耳、松萝、苦白蹄、薄皮纤孔菌、猪苓、茯苓、竹黄、竹红菌、硫黄菌、隐孔菌、马勃、薄树芝、毛蜂窝菌、橘黄裸伞、金丝刷、蜜环菌、灰树花、炭球菌、蝉花、假芝、白耙齿菌、柱状田头菇、金顶侧耳、裂褶菌、淡黄木层孔菌、绿栓孔菌、白栓孔菌、斑褐孔菌、牛肝菌、红鬼笔、大马勃、香菇、古巴裸盖菇、僵蚕等。

（七）野生药用真菌组方的作用与效果

- 延缓肿瘤细胞对化疗药物耐药性的产生。
- 杀灭肿瘤细胞。
- 消除炎症，加快手术愈合。
- 减小或避免放、化疗的不良反应。
- 促进体内积液、腹水的排出。
- 提高红细胞、血小板计数。
- 调节患者的全身免疫系统。

（八）免疫食疗方

1. 骨肿瘤免疫食疗方（手术及放疗、化疗期间）（编号：017019）

配方：薄皮纤孔菌（10g）、松针层孔菌（20g）、桑黄（20g）、红缘层孔菌（10g）、云芝（10g）、硫黄菌（10g）等16种野生药用真菌辅以排骨（250g）、姜（适量）等共煎，1天吃完。

服用期：建议服用1～2个月，根据治疗情况调方。

2. 骨肿瘤免疫食疗方（晚期不能进行手术）（编号：017020）

配方：榆生木层孔菌（10g）、香栓菌（10g）、红缘层孔菌（10g）、松针层孔菌（20g）、薄皮纤孔菌（10g）、桦褐孔菌（20g）等19种野生药用真菌辅以排骨（250g）、姜（适量）等共煎，1天吃完。

服用期：建议服用2个月，根据治疗情况调方。

3. 骨肿瘤免疫食疗方（康复期）（编号：017021）

配方：木蹄层孔菌（10g）、榆生木层孔菌（5g）、松针层孔菌（10g）、灵芝（10g）、桦褐孔菌（10g）等8种野生药用真菌辅以排骨（250g）、姜（适量）等共煎，1天吃完。

服用期：建议服用1～2年，根据治疗情况调方。

八、淋巴瘤

笔者于2014年在美国休斯敦，同被称作世界第一的安德森肿瘤研究中心的科研人员，谈起淋巴细胞的时候，他们表示很难治疗。

淋巴瘤具有高度异质性，治疗效果差别很大，不同病理类型和分期的淋巴瘤无论从治疗强度和预后上都存在很大差别。特别是它通过造血系统来传播，对肝脏影响较大。同时，这个病同放射线、化学药物、自身免疫病等有关，而这些都与我们的生活改变有关。应用野生药用真菌组方的目的在于彻底治愈癌症，延长患者生存期。

（一）放疗配合野生药用真菌组方

有些类型的淋巴瘤早期可以单独放疗，化疗后的巩固治疗及移植时辅助治疗后都可以放疗，但放疗产生的不良反应，是我们没有办法解决的。我们经常看到淋巴瘤的患者，咬紧牙关，在医院里坚持又坚持。但是野生药用真菌组方，可以使各种不良反应就会很快消失，从而使患者可以坚持放疗。

（二）化疗配合野生药用真菌组方

淋巴瘤化疗采用联合化疗，可以结合靶向治疗药物和生物制剂进行治疗。这一系列联合治疗方法比单一方法更能杀灭肿瘤细胞，但是不良反应也会更多。这时使用野生药用真菌组方，就可以很好的治疗各种并发症，消除各种不良反应与耐药性给身体带来的影响，使化疗能够继续下去，从而加强杀灭癌细胞的效果。

（三）骨髓移植配合野生药用真菌组方

我们的很多淋巴瘤的患者，都要进行骨髓移植，但骨髓移植的不良反应有很多，如白细胞、红细胞、血小板等减少，免疫功能减退，各种病毒细菌感染而引起的发热等，应配合使用野生药用真菌组方，就可以减少或消除各种不良反应。

（四）手术配合野生药用真菌组方

只适合少数需要切脾的患者，需要做手术，手术后伤口的愈合很麻烦，特别是合并糖尿病的患者，而使用野生药用真菌组方的患者，就可以减轻或消除各种手术的不良反应，加快伤口愈合，治疗各种并发症。

（五）单独使用野生药用真菌组方

很多淋巴瘤患者，单独使用野生药用真菌组方，也取得了很好的效果，很多延长了生存期，有的带瘤生存、有的治愈。笔者有一个患者，安徽大别山的一个退休工人，在患淋巴瘤后服用野生药用真菌组方治疗，慢慢地好了，由此可见单独使用野生药用真菌组方的疗效还是很客观的。我们不管使用放疗、化疗、骨髓移植、手术等治疗手段，都很难不复发转移，所以，建议患者在条件允许的情况下，应该坚持服用野生药用真菌组方。

（六）野生药用真菌组方

野生药用真菌组方由下列真菌组成：松针层孔菌、桑黄、灵芝、东方栓菌、紫丁香蘑、肉球菌、云芝、树舌、粗毛褐孔菌、木蹄层孔菌、裂蹄层孔菌、桦褐孔菌、红缘层孔菌、槐耳、松萝、苦白蹄、薄皮纤孔菌、猪苓、茯苓、竹黄、竹红菌、硫黄菌、隐孔菌、马勃、薄树芝、毛蜂窝菌、橘黄裸伞、金丝刷、蜜环菌、灰树花、蝉花、炭球菌、假芝、白耙齿菌、柱状田头菇、金顶侧耳、裂褶菌、淡黄木层孔菌、绿栓孔菌、白栓孔菌、班褐孔菌、红鬼笔、大马勃、香菇、古巴裸盖菇、僵蚕等，并根据每个患者的具体病情按对症加辨证的方法给予组方。

（七）野生药用真菌组方的作用与效果

- 延缓肿瘤细胞对化疗药物耐药性的产生。
- 杀灭肿瘤细胞。
- 消除炎症，加快手术愈合。
- 减小或避免放、化疗的不良反应。
- 促进体内积液、腹水的排出。
- 提高红细胞、血小板计数。
- 调节患者的全身免疫系统。

（八）免疫食疗方

1.淋巴瘤免疫食疗方（手术及放疗、化疗期间）（编号：017022）

配方：桑黄（20g）、裂蹄层孔菌（20g）、木蹄层孔菌（20g）、松针层孔菌（20g）、桦褐孔菌（20g）等13种野生药用真菌辅以排骨（250g）、姜（适量）等共煎，1天吃完。

服用期：建议服用 1～2 个月，根据治疗情况调方。

2. 淋巴瘤免疫食疗方（晚期不能进行手术）（编号：017023）

配方：桑黄（10g）、木蹄层孔菌（20g）、松针层孔菌（20g）、红缘层孔菌（10g）、松萝（10g）、橘黄裸伞（5g）等 19 种野生药用真菌辅以排骨（250g）、姜（适量）等共煎，1 天吃完。

服用期：建议服用 2 个月，根据治疗情况调方。

3. 淋巴瘤免疫食疗方（康复期）（编号：017024）

配方：木蹄层孔菌（10g）、松针层孔菌（10g）、桦褐孔菌（10g）等 7 种野生药用真菌辅以排骨（250g）、姜（适量）等共煎，1 天吃完。

服用期：建议服用 1～2 年，根据治疗情况调方。

九、脑瘤

我们都知道，脑瘤的分型很多，特别是脑胶质瘤是最常见的原发中枢神经系统恶性肿瘤，很难治，特别是手术后脑瘤几乎 100% 复发，恶性脑瘤生长较快，无包膜，界限不明显，呈浸润性生长，分化不良。占人体全身肿瘤的 5%，占儿童肿瘤的 70%，其他恶性肿瘤最终会有 20%～30% 转入脑内。严重的肝癌、乳腺癌、肺癌等，最后扩散成脑癌的现象也很常见。

说到脑瘤，我首先想到的是 8 年前，一位晚期三叉神经鞘膜瘤的内蒙古女同志，因为肿瘤增长已经不能走路了，因在家乡看到过笔者在中央电视台 2 频道录制的"健康早班车"节目，为了生存决定进行野生药用真菌的治疗。在服用野生药用真菌组方 1 个月后就能正常的走路了，连续服用了 8 个月后再到医院去检查，脑瘤消失了，这位患者到现在还一直很健康。由此可见，野生药用真菌组方对于脑瘤的疗效还是很显著的。应用野生药用真菌组方的目的在于彻底治愈癌症，延长患者生存期。

（一）手术配合野生药用真菌组方

手术的目的是尽可能将肿瘤细胞切除干净，中国工程院院士樊代明说过，我们今天治疗肿瘤的目的，就是杀灭癌细胞，这个出发点就有问题，因为癌细胞是杀不完的，也杀不过它。而且手术引起的伤口愈合困难，手术后的复发，脑水肿，功能障碍，空气栓塞等并发症也需要处理。要处理这些问题，最好的方法就是野生药用真菌组方，它能很好地解决这些问题。

（二）化疗配合野生药用真菌组方

脑瘤的化疗药物研制取得了进展，一种是口服药，一种是手术时直接植入的药物芯片，但是，化疗后会出现各种不良反应，如恶心、呕吐、掉头发等。甚至会损害免疫系统，造成白细胞数量减少。当出现这些情况的时候，野生药用真菌组方就是最好的帮手，它可以消除各种并发症，提高免疫力，杀灭癌细胞。

（三）放疗配合野生药用真菌组方

在手术后 1~2 周开始放疗，一般放疗 1~2 个月的时间，会产生很多不良反应，但也很难彻底杀灭癌细胞，而野生药用真菌组方配合放疗，就可以消除不良反应，同放疗一起杀灭脑癌细胞，治疗身体的并发症及其他疾病。

（四）单独使用野生药用真菌组方

对脑瘤的患者使用野生药用真菌组方，可以很好地杀灭肿瘤细胞，患者有很大可能不再复发。但手术后的患者，复发几乎是 100%，一定要尽快配合使用野生药用真菌组方，在使用野生药用真菌组方后，患者的痛苦减轻了，复发转移的概率减少或消除了，有部分患者治愈了。

（五）野生药用真菌组方

野生药用真菌组方由下列真菌组成：桑黄、云芝、东方栓菌、灵芝、紫丁香蘑、树舌、木蹄层孔菌、粗毛褐孔菌、松针层孔菌、裂蹄层孔菌、桦褐孔菌、红缘层孔菌、槐耳、松萝、苦白蹄、薄皮纤孔菌、肉球菌、猪苓、茯苓、竹黄、竹红菌、硫黄菌、隐孔菌、马勃、薄树芝、毛蜂窝菌、橘黄裸伞、蜜环菌、金丝刷、灰树花、蝉花、假芝、炭球菌、白耙齿菌、柱状田头菇、金顶侧耳、裂褶菌、淡黄木层孔菌、绿栓孔菌、白栓孔菌、斑褐孔菌、牛肝菌、红鬼笔、革耳、大马勃、香菇、古巴裸盖菇、僵蚕等。

（六）野生药用真菌组方的作用与效果

- 延缓肿瘤细胞对化疗药物耐药性的产生。
- 杀灭肿瘤细胞。
- 消除炎症，加快手术愈合。
- 减小或避免放、化疗的不良反应。
- 促进体内积液、腹水的排出。
- 提高红细胞、血小板计数。
- 调节患者的全身免疫系统。

（七）免疫食疗方

1.脑瘤免疫食疗方（手术、化疗期间）（编号：017025）

配方：红缘层孔菌（10g）、松针层孔菌（20g）、桦褐孔菌（10g）、木蹄层孔菌（20g）、松萝（10g）、马勃（10g）等13种野生药用真菌辅以排骨（250g）、姜（适量）等共煎，1天吃完。

服用期：建议服用1～2个月，根据治疗情况调方。

2. 脑瘤免疫食疗方（晚期不能进行手术）（编号：017026）

配方：红缘层孔菌（10g）、榆生木层孔菌（5g）、松萝（10g）、灵芝（10g）、硫黄菌（10g）、蝉花（10g）等15种野生药用真菌辅以排骨（250g）、姜（适量）等共煎，1天吃完。

服用期：建议服用2个月，根据治疗情况调方。

十、纵隔肿瘤

纵隔肿瘤是指长在纵隔部位的肿瘤，纵隔肿瘤生长到一定程度可压迫周围组织而引起感染、溃破、恶性病变等并发症，恶性纵隔肿瘤由于其解剖位置特殊，与周围脏器如心脏、大血管关系密切，被视为穿刺禁区。

纵隔区淋巴结是肺癌、食管癌等恶性肿瘤常见的转移部位，患者往往一般情况较差，难以耐受再次手术，所以治疗难度大。纵隔肿瘤分为原发性肿瘤和转移性肿瘤，转移性肿瘤很常见，多数为淋巴转移。在西医的治疗中，对于恶性纵隔肿瘤的有效方法不是很多，而且还会有很多不良反应，但是野生药用真菌组方在消除不良反应、治疗并发症、防止复发转移及提高免疫力方面是强项，正好实现互补。应用野生药用真菌组方的目的在于彻底治愈癌症，延长患者生存期。

（一）手术配合野生药用真菌组方

纵隔肿瘤包括胸腺瘤、畸胎瘤、神经源性肿瘤，其适应证较广泛，大多数可以进行手术切除。胸腺瘤多合并有重症肌无力，手术后重症肌无力就会好转，但很多会造成恶性贫血，重症肌疲惫，胸腔积液等，很多患者也极度颓废、悲观。使用野生药用真菌组方则可以治疗恶性贫血，重症肌疲惫及胸腔积液，还能治好手术引起的并发症，加速伤口愈合，防止复发转移，增强免疫调节，增强体质。

（二）放疗配合野生药用真菌组方

放疗的不良反应主要有吞咽困难、疼痛，个别患者脱发，白细胞降低，骨髓抑制等。要治疗这些不良反应，比较对症的药材就是野生药用真菌了，可以帮助放疗杀灭癌细胞，防止复发转移。

（三）化疗配合野生药用真菌组方

化疗会造成咳嗽、白细胞降低、血小板降低、骨髓抑制、免疫力低下、脱发等不良反应。野生药用真菌组方就可以极大地减轻不良反应，防止复发转移，提高化疗的疗效，杀灭癌细胞。

（四）单独使用野生药用真菌组方

对纵隔肿瘤单独使用野生药用真菌组方，可以治疗胸腔积液，改善恶病质，治疗各种并发症及肺部感染，极大的阻止肿瘤的复发转移，提高身体体质，延长生存时间，并有治愈的可能。

（五）野生药用真菌组方

野生药用真菌组方由下列真菌组成：东方栓菌、肉球菌、猪苓、茯苓、松针层孔菌、灵芝、紫丁香蘑、桑黄、云芝、树舌、粗毛褐孔菌、木蹄层孔菌、裂蹄层孔菌、桦褐孔菌、红缘层孔菌、槐耳、松萝、苦白蹄、薄皮纤孔菌、竹黄、竹红菌、硫黄菌、隐孔菌、马勃、薄树芝、毛蜂窝菌、橘黄裸伞、金丝刷、蜜环菌、灰树花、蝉花、炭球菌、血红栓菌、假芝、白耙齿菌、柱状田头菇、金顶侧耳、裂褶菌、淡黄木层孔菌、绿栓孔菌、白栓孔菌、斑褐孔菌、牛肝菌、红鬼笔、革耳、大马勃、香菇、古巴裸盖菇、僵蚕等。

（六）野生药用真菌组方的作用与效果

- 延缓肿瘤细胞对化疗药物耐药性的产生。
- 杀灭肿瘤细胞。
- 消除炎症，加快手术愈合。
- 减小或避免放、化疗的不良反应。
- 促进体内积液、腹水的排出。
- 提高红细胞、血小板计数。
- 调节患者的全身免疫系统。

（七）免疫食疗方

1. 纵隔肿瘤免疫食疗方（手术及放疗、化疗期间）（编号：017027）

配方：红缘层孔菌（10g）、松针层孔菌（20g）、东方栓菌（10g）、桦褐孔菌（20g）、薄皮纤孔菌（10g）、树舌（10g）等15种野生药用真菌辅以排骨（250g）、姜（适量）等共煎，1天吃完。

服用期：建议服用1～2个月，根据治疗情况调方。

2. 纵隔肿瘤免疫食疗方（晚期不能进行手术）（编号：017028）

配方：红缘层孔菌（10g）、桑黄（20g）、榆生木层孔菌（5g）、薄皮纤孔菌（10g）、木蹄层孔菌（20g）、竹黄（10g）等14种野生药用真菌辅以排骨（250g）、姜（适量）等共煎，1天吃完。

服用期：建议服用1～2个月，根据治疗情况调方。

3. 纵隔肿瘤免疫食疗方（康复期）（编号：017029）

配方：红缘层孔菌（10g）、硫黄菌（10g）、松针层孔菌（10g）、云芝（10g）等7种野生药用真菌辅以排骨（250g）、姜（适量）等共煎，1天吃完。

服用期：建议服用1～2年，根据治疗情况调方。

十一、白血病

一说起白血病，笔者就想到北京西城区的李老师，3 年前检查出来是白血病，没有在医院治疗，反而找到了我，结果 3 年了，他还健康有质量地活着，充分体现野生药用真菌对白血病的治疗效果。

白血病患者临床可见不同程度的贫血、出血、感染、发热、骨骼疼痛，甚至有肝、脾、淋巴结肿大。由于白血病分型和预后分层复杂，因此没有千篇一律的治疗方法，需要结合细致的分型和预后分层制订治疗方案。特别是儿童白血病更是快速增长。应用野生药用真菌组方的目的在于彻底治愈癌症，延长患者生存期。

（一）化疗配合野生药用真菌组方

白血病的化疗不管是成人或儿童，各种不良反应有骨髓抑制、出血、肝肾损伤、恶心呕吐、口腔溃疡、血便、白细胞减少、血小板减少等症，怎么去消除不良反应对身体的影响及耐药性问题，陈康林花了近三十多年的时间去找药，最后在原始森林，找到了榆生木层孔菌，桑黄，假芝等药用真菌，把十多种药用真菌一起配合起来，就能战胜各种不良反应，治疗各种并发症，防止复发转移，减轻耐药性。

（二）放疗配合野生药用真菌组方

放疗对白血病有很多的不良反应，比如骨髓抑制、胃肠道反应、免疫抑制等，配合野生药用真菌组方可以增强杀灭癌细胞的作用，并减少不良反应，从而提高放疗的作用。

（三）免疫治疗配合野生药用真菌组方

免疫治疗是近年来发展迅速的一种治疗方法，任何事物的发展都是双面的，特别是实验室的自体免疫，但免疫治疗失败率很高，如果配合野生药用真菌组方可以提高治疗率，堪称绝配。

（四）靶向治疗配合野生药用真菌组方

靶向药有很多的不良反应，比如消化道的反应、皮疹、耐药性等问题，最好的解决办法就是使用野生药用真菌组方，同时还能提高靶向治疗的效果。

（五）干细胞移植配合野生药用真菌组方

干细胞移植是一大技术进步，但风险依然很大，比如复发、溶血、身体肌肉疼痛、尿血、发热、移植失败等，特别是移植失败和复发是所有的患者头上的一把尖刀，而野生药用真菌就可以消除这些不良反应。

（六）野生药用真菌组方

野生药用真菌组方由下列真菌组成：松针层孔菌、红缘层孔菌、桦褐孔菌、树舌、云芝、桑黄、粗毛褐孔菌、木蹄层孔菌、裂蹄层孔菌、东方栓菌、紫丁香蘑、肉球菌、灵芝、榆生木层孔菌、血红栓菌、松萝、苦白蹄、薄皮纤孔菌、猪苓、茯苓、竹黄、竹红菌、硫黄菌、隐孔菌、炭球菌、马勃、薄树芝、毛蜂窝菌、橘黄裸伞、蜜环菌、灰树花、蝉花、假芝、白耙齿菌、柱状田头菇、金顶侧耳、裂褶菌、淡黄木层孔菌、绿栓孔菌、白栓孔菌、斑褐孔菌、牛肝菌、红鬼笔、大马勃、香菇、古巴裸盖菇、僵蚕等。

（七）野生药用真菌组方的作用与效果

- 延缓肿瘤细胞对化疗药物耐药性的产生。
- 杀灭肿瘤细胞。
- 消除炎症，加快手术愈合。

- 减小或避免放、化疗的不良反应。
- 促进体内积液、腹水的排出。
- 提高红细胞、血小板计数。
- 调节患者的全身免疫系统。

（八）免疫食疗方

白血病免疫食疗方（放疗、化疗期间）（编号：017030）

配方：红缘层孔菌（10g）、榆生木层孔菌（10g）、松针层孔菌（20g）、树舌（20g）、竹黄（10g）、猴头菇（20g）等18种野生药用真菌辅以排骨（250g）、姜（适量）等共煎，1天吃完。

服用期：建议服用3个月，根据治疗情况调方。

十二、鼻咽癌

鼻咽癌是指发生于鼻咽腔顶部和侧壁的恶性肿瘤，是我国高发的恶性肿瘤之一。鼻咽癌的西医治疗，会产生很多的不良反应，多种并发症，耐药性，而野生药用真菌组方可以有效解决这些问题。应用野生药用真菌组方的目的在于彻底治愈癌症，延长患者生存期。

（一）放疗配合野生药用真菌组方

因为鼻咽癌对放疗比较敏感，是治疗的首选方案，但放疗的不良反应，比如鼻腔的疼痛、出血、溃烂、软组织纤维化、张口困难、口干、听力减退、血管病变、放射性骨坏死、甲状腺功能低下、垂体功能低下等，这些情况，在使用野生药用真菌组方后，一般都会消失，个别不能消失的也会减轻，对于复发的问题，可以增强杀灭肿瘤的疗效，减少复发的可能。

（二）化疗配合野生药用真菌组方

鼻咽癌的化疗药物会造成白细胞、红细胞、血小板减少，感染，恶心，呕吐，脱发等不良反应，还会造成并发症加重，以及产生耐药性，而要让这些情况消失，只有使用野生药用真菌组方，才能让这些不良反应消失，并防止肿瘤的复发转移问题，增加化疗杀灭肿瘤的药效。

（三）手术配合野生药用真菌组方

手术只适合少部分鼻咽癌患者，但手术的固有不良反应是基本相同的，如伤口愈合困难、炎症、神经损伤、瘢痕形成等。要想真正解决这些不良反应，唯有配合使用野生药用真菌，同时，还可以更好的杀灭癌细胞。

（四）单独使用野生药用真菌组方

鼻咽癌的早期就有转移及很快就会复发，治疗难度很高，一般建议中西医结合治疗，但还是有一部分患者选择野生药用真菌组方单独治疗。因为可以减少患者痛苦，减少患者花销，延长患者生存期。同时对于晚期的患者也有一定的疗效。

（五）野生药用真菌组方

野生药用真菌组方由下列真菌组成：树舌、东方栓菌、肉球菌、灵芝、紫丁香蘑、桑黄、云芝、松针层孔菌、裂蹄层孔菌、桦褐孔菌、木蹄层孔菌、红缘层孔菌、粗毛褐孔菌、槐耳、松萝、苦白蹄、薄皮纤孔菌、猪苓、茯苓、竹黄、血红栓菌、炭球菌、竹红菌、硫黄菌、隐孔菌、马勃、薄树芝、毛蜂窝菌、橘黄裸伞、金丝刷、蜜环菌、灰树花、蝉花、假芝、白耙齿菌、柱状田头菇、金顶侧耳、裂褶菌、淡黄木层孔菌、绿栓孔菌、白栓孔菌、斑褐孔菌、牛肝菌、大马勃、香菇、红鬼笔、僵蚕、古巴裸盖菇等。

（六）野生药用真菌组方的作用与效果

- 延缓肿瘤细胞对化疗药物耐药性的产生。
- 杀灭肿瘤细胞。
- 消除炎症，加快手术愈合。
- 减小或避免放、化疗的不良反应。
- 促进体内积液、腹水的排出。
- 提高红细胞、血小板计数。
- 调节患者的全身免疫系统。

（七）免疫食疗方

1.鼻咽癌免疫食疗方（放疗、化疗期间）（编号：017031）

配方：红缘层孔菌（10g）、榆生木层孔菌（10g）、松针层孔菌（20g）、毛蜂窝菌（10g）、薄皮纤孔菌（10g）、马勃（10g）等16种野生药用真菌辅以排骨（250g）、姜（适量）等共煎，1天吃完。

服用期：建议服用1~2个月，根据治疗情况调方。

2.鼻咽癌免疫食疗方（康复期）（编号：017032）

配方：桦褐孔菌（10g）、树舌（10g）、松萝（10g）、马勃（10g）等8种野生药用真菌辅以排骨（250g）、姜（适量）等共煎，1天吃完。

服用期：建议服用1~2年，根据治疗情况调方。

十三、皮肤癌

皮肤癌的发病西方人高，黄种人低，是一种发生于皮肤上的恶性肿瘤，皮肤癌的分型较多，因为肿瘤部位较浅，治疗方法较多，如手术切除、放射疗法、冷冻疗法、激光疗法、局部药物物理疗法、化疗疗法等，根据不同的部位来选择合适的治疗方法。我国的皮肤癌近年来增长较快，特别是基底细胞癌和恶性黑色素瘤。笔者于 2011 年，诊治过一名黑色素瘤的患者，在接受野生药用真菌组方治疗后，患者恢复良好，生活质量很高。应用野生药用真菌组方的目的在于彻底治愈癌症，延长患者生存期。

（一）手术配合野生药用真菌组方

皮肤癌的手术，包括淋巴结清扫，就是要把患癌皮肤全部切除，有部分不良反应，比如出血、周围组织损伤、药物反应、疼痛、感染，伤口愈合困难、手术后复发转移等。只有野生药用真菌组方可以处理以上问题。

（二）放疗配合野生药用真菌组方

因皮肤癌的部位不同，放疗的不良反应也不一样，主要有脱发、疲劳、皮肤溃烂等。要治疗消除这些不良反应，唯有野生药用真菌组方。

（三）化疗配合野生药用真菌组方

对于皮肤癌化疗效果较好，但不良反应也大，比如皮肤溃烂、恶心、呕吐、腹痛、腹胀、口干、中毒性肝病等。还有就是肿瘤的复发转移问题，这些问题，唯有野生药用真菌组方可以解决，因为药用真菌里有各种专门的药材，比如溃烂有肉球菌，复发转移有松针层孔菌。

（四）物理疗法配合野生药用真菌组方

物理疗法包括电凝、电灼、冷冻、光动力、激光等，每一种疗法都有一定的作用，有时候负反应大过正反应。要想正反应大过负反应，可以使用野生药用真菌组方，还能有效的杀灭肿瘤细胞。

第 5 章　免疫食疗方治疗癌症

（五）腐蚀疗法配合野生药用真菌组方

应用有效浓缩的腐蚀性较强的化学药物作为局部烧灼或涂抹，这肯定会带来皮肤溃烂等一系列的不良反应。只有野生药用真菌组方可以保证在消除不良反应的情况下大量杀灭癌细胞，达到治疗的目的。

（六）单独使用野生药用真菌组方

单独使用野生药用真菌组方，可以有化疗一样的作用，还没有耐药性，没有各种不良反应，很多患者通过单独使用野生药用真菌组方就治愈了皮肤癌。

（七）野生药用真菌组方

野生药用真菌组方由下列真菌组成：肉球菌、东方栓菌、灵芝、紫丁香蘑、桑黄、云芝、树舌、粗毛褐孔菌、木蹄层孔菌、松针层孔菌、裂蹄层孔菌、桦褐孔菌、红缘层孔菌、槐耳、松萝、苦白蹄、薄皮纤孔菌、猪苓、茯苓、竹黄、竹红菌、榆生木层孔菌、桦滴管菌、血红栓菌、硫黄菌、隐孔菌、马勃、薄树芝、毛蜂窝菌、橘黄裸伞、金丝刷、蜜环菌、灰树花、蝉花、炭球菌、假芝、白秆齿菌、柱状田头菇、金顶侧耳、裂褶菌、淡黄木层孔菌、绿栓孔菌、白栓孔菌、斑褐孔菌、牛肝菌、红鬼笔、大马勃、香菇、古巴裸盖菇、僵蚕等。

（八）野生药用真菌组方的作用与效果

- 延缓肿瘤细胞对化疗药物耐药性的产生。
- 杀灭肿瘤细胞。
- 消除炎症，加快手术愈合。
- 减小或避免放、化疗的不良反应。
- 促进体内积液、腹水的排出。

- 提高红细胞、血小板计数。
- 调节患者的全身免疫系统。

（九）免疫食疗方

1. 皮肤癌免疫食疗方（手术、放疗、化疗期间）（编号：017033）

配方：薄树芝（10g）、松针层孔菌（20g）、灵芝（10g）、桑黄（10g）、木蹄（10g）、马勃（10g）等14种野生药用真菌辅以排骨（250g）、姜（适量）等共煎，1天吃完。

服用期：建议服用1～2个月，根据治疗情况调方。

2. 皮肤癌免疫食疗方（康复期）（编号：017034）

配方：薄树芝（10g）、松针层孔菌（10g）、桦褐孔菌（10g）等6种野生药用真菌辅以排骨（250g）、姜（适量）等共煎，1天吃完。

服用期：建议服用1～2年，根据治疗情况调方。

十四、食管癌

我国是食管癌的高发区，死亡人数更是高居不下，为什么会出现这种情况，那是因为肿瘤是全身性的，而我们只去治疗一个点，导致复发转移成为必然，死亡也成为一种必然。笔者在20年前，申请过9项治疗肿瘤的发明专利，用野生的药用真菌让很多人不再面对死亡，但是依然没有搞懂肿瘤发生、发展的原因。笔者认为，大自然是相互依存、相互制约的，我们的乔木长的肿瘤就是药用真菌，比如松针层孔菌，它又可以治疗动物的肿瘤，这就是天道。

食管癌的治疗，古人在科学上是落后的，但在技术上，很多时候是先进的，现代科学证明了树舌、桑黄对食管癌的杀灭作用，只有中西医结合起来，才能战胜肿瘤。应用野生药用真菌组方的目的在于彻底治愈癌症，延长患者生存期。

（一）手术配合野生药用真菌组方

手术是治疗食管癌的首选方法，身体较好，有较好的心肺功能，无远处转移，就可以考虑做手术，但手术的不良反应较大，如肺部感染、吻合口瘘、心脏并发症、伤口愈合困难、继续复发转移等。对于以上问题，野生药用真菌组方都有相对应的解决办法，特别是对继续复发转移更是有显著的效果，因为野生药用真菌组方本身又是一种生物免疫化疗药。

（二）放疗配合野生药用真菌组方

食管癌放疗后有如下的不良反应，如食管瘘、反酸、烧灼感、穿孔、吞咽困难、下咽疼痛、放射性皮炎、放射性气管反应、疲惫、白细胞增高、呛咳、发热，肿瘤继续扩散等。对于以上问题，野生药用真菌组方可以有效地缓解和治疗。

（三）化疗配合野生药用真菌组方

食管癌化疗的不良反应主要表现为瘙痒、皮疹、血管水肿、低血压、肢体疼痛、恶心、呕吐、口腔黏膜炎、腹泻、便秘、骨髓抑制、白细胞低下、红细胞低下、血小板低下、脱发、癌细胞继续扩散等。而野生药用真菌组方就可以很好地解决这些问题。因为它是由十几种有针对性的药用真菌组成的。

（四）单独使用野生药用真菌组方

我们的野生药用真菌组方，其本身就是一剂生物免疫化疗药，因配方的改变，可以消除放化疗的不良反应，打破耐药。

食管癌是一个复发转移较快的恶性肿瘤，野生药用真菌组方，可以控制阻断或减缓肿瘤的复发转移，还能治疗患者的各种基础性病变。如能同手术、放化疗结合，具有锦上添花的作用。

（五）野生药用真菌组方

野生药用真菌组方由下列真菌组成：树舌、云芝、桑黄、肉球菌、紫丁香蘑、东方栓菌、灵芝、粗毛褐孔菌、木蹄层孔菌、松针层孔菌、裂蹄层孔菌、桦褐孔菌、红缘层孔菌、槐耳、松萝、苦白蹄、薄皮纤孔菌、猪苓、茯苓、竹黄、竹红菌、榆生木层孔菌、血红栓菌、硫黄菌、隐孔菌、马勃、薄树芝、毛蜂窝菌、橘黄裸伞、金丝刷、蜜环菌、灰树花、蝉花、炭球菌、假芝、白耙齿菌、柱状田头菇、金顶侧耳、裂褶菌、淡黄木层孔菌、绿栓孔菌、白栓孔菌、斑褐孔菌、牛肝菌、红鬼笔、大马勃、香菇、僵蚕、古巴裸盖菇等。

（六）野生药用真菌组方的作用与效果

- 延缓肿瘤细胞对化疗药物耐药性的产生。
- 杀灭肿瘤细胞。
- 消除炎症，加快手术愈合。
- 减小或避免放、化疗的不良反应。
- 促进体内积液、腹水的排出。
- 提高红细胞、血小板计数。
- 调节患者的全身免疫系统。

（七）免疫食疗方

1. 食管癌免疫食疗方（手术及放疗、化疗期间）（编号：017035）

配方：平盖灵芝（20g）、桑黄（20g）、松针层孔菌（20g）、东方栓菌（10g）、猴头菇（20g）、桦褐孔菌（20g）等15种野生药用真菌辅以排骨（250g）、姜（适量）等共煎，1天吃完。

服用期：建议服用1～2个月，根据治疗情况调方。

2. 食管癌免疫食疗方（晚期不能进行手术）（编号：017036）

配方：桦褐孔菌（20g）、桑黄（20g）、松针层孔菌（20g）、东方栓菌（10g）、平盖灵芝（20g）、赤芝（10g）等 18 种野生药用真菌辅以排骨（250g）、姜（适量）等共煎，1 天吃完。

服用期：建议服用 3 个月，根据治疗情况调方。

3. 食管癌免疫食疗方（康复期）（编号：017037）

配方：平盖灵芝（10g）、桦褐孔菌（10g）、赤芝（10g）等 6 种野生药用真菌辅以排骨（250g）、姜（适量）等共煎，1 天吃完。

服用期：建议服用 1～2 年，根据治疗情况调方。

十五、直肠癌

直肠癌是消化道最常见的恶性肿瘤之一，非常难治，基本上 100% 会复发转移，这是恶性肿瘤的特性决定的。笔者翻阅了很多资料最终找到了治疗肠癌的野生药用真菌——粗毛褐孔菌。应用野生药用真菌组方的目的在于彻底治愈癌症，延长患者生存期。

（一）手术配合野生药用真菌组方

直肠癌的手术分根治性和姑息性两种，不管是哪种手术，对身体都会造成伤害，如便血、疼痛、大小便失禁、感染、基础病恶化、溃疡、肿瘤继续复发转移等。对于这些问题，野生药用真菌组方里都有针对性的药材，尤其是肿瘤继续复发转移。

（二）放疗配合野生药用真菌组方

放疗对直肠癌很重要，但放疗的不良反应非常大，包括骨髓抑制、白细胞减少、红细胞减少、血小板减少、尿急、尿频、尿路感染、腹泻、放射性膀胱炎、放射性肠炎、恶心、呕吐、出血、肠穿孔、放射性小肠炎、坏死及梗阻、肿瘤继续复发转移等。而野生药用真菌组方，就拥有阻止这些不良反应与杀灭癌细胞的作用。

（三）化疗配合野生药用真菌组方

直肠癌的化疗不良反应很多，比如食欲减退、恶心、呕吐、腹痛、腹泻、骨髓抑制、白细胞减少、红细胞减少、血小板减少、神经毒性、贫血、牙龈出血、血便、黑粪、口腔溃疡、肿瘤继续复发转移等。配合野生药用真菌组方的治疗，可以解决这些不良反应的问题并增强化疗效果。

（四）复发转移后使用野生药用真菌组方

直肠癌是一个恶性程度较高的肿瘤，非常容易复发转移，一段复发转移了，特别是肝转移，就应该进行现有的适合直肠癌的手术或放化疗来治疗。同时应该配合野生药用真菌组方，因为野生药用真菌组方拥有阻止肿瘤复发转移的功能及消除不良反应的作用，本身还是一剂生物免疫化疗药。

（五）单独使用野生药用真菌组方

野生药用真菌组方是一个没有不良反应与耐药性的生物免疫化疗药，对于直肠癌，本身就具有很好的杀灭癌细胞的作用，可以把它当成一个独立的没有不良反应的化疗药物来使用，可以阻止或减缓肿瘤的复发转移，延长患者生存时间甚至治愈直肠癌。

（六）野生药用真菌组方

野生药用真菌组方由下列真菌组成：粗毛褐孔菌、树舌、桑黄、云芝、灵芝、东方栓菌、紫丁香蘑、肉球菌、木蹄层孔菌、松针层孔菌、裂蹄层孔菌、桦褐孔菌、红缘层孔菌、槐耳、松萝、榆生木层孔菌、苦白蹄、薄皮纤孔菌、血红栓菌、猪苓、茯苓、竹黄、竹红菌、硫黄菌、隐孔菌、马勃、薄树芝、毛蜂窝菌、橘黄裸伞、金丝刷、蜜环菌、灰树花、蝉花、炭球菌、假芝、白耙齿菌、柱状田头菇、金顶侧耳、裂褶菌、淡黄木层孔菌、绿栓孔菌、白栓孔菌、斑褐孔菌、牛肝菌、红鬼笔、大马勃、香菇、僵蚕、古巴裸盖菇等。

（七）野生药用真菌组方的作用与效果

- 延缓肿瘤细胞对化疗药物耐药性的产生。
- 杀灭肿瘤细胞。
- 消除炎症，加快手术愈合。
- 减小或避免放、化疗的不良反应。
- 促进体内积液、腹水的排出。
- 提高红细胞、血小板计数。
- 调节患者的全身免疫系统。

（八）免疫食疗方

1. 直肠癌免疫食疗方（手术、化疗期间）（编号：017038）

配方：松针层孔菌（20g）、粗毛褐孔菌（20g）、木蹄层孔菌（20g）、云芝（20g）、茯苓（10g）、松萝（10g）等15种野生药用真菌辅以排骨（250g）、姜（适量）等共煎，1天吃完。

服用期：建议服用1~2个月，根据治疗情况调方。

2. 直肠癌免疫食疗方（晚期不能进行手术）（编号：017039）

配方：木蹄层孔菌（20g）、榆生木层孔菌（10g）、橘黄裸伞（5g）、松针层孔菌（20g）、东方栓菌（10g）、云芝（10g）等16种野生药用真菌辅以排骨（250g）、姜（适量）等共煎，1天吃完。

服用期：建议服用2个月，根据治疗情况调方。

3. 直肠癌免疫食疗方（康复期）（编号：017040）

配方：木蹄层孔菌（10g）、松萝（10g）、肉球菌（5g）、松针层孔菌（10g）等 8 种野生药用真菌辅以排骨（250g）、姜（适量）等共煎，1 天吃完。

服用期：建议服用 1～2 年，根据治疗情况调方。

十六、结肠癌

关于结肠癌，是一个比较麻烦的恶性肿瘤，特别容易向肺部转移，更易造成腹腔积液，西医在治疗结肠癌方面，遇到了很多难题。治疗手段非常有限，只有早期患者可以手术治疗，中、晚期患者只能放化疗。现在的结肠癌患者，一旦发现往往都是中、晚期了，早期的患者手术后还是会复发转移，而野生药用真菌组方可以解决肿瘤复发转移的问题，为结肠癌治疗迎来了曙光。应用野生药用真菌组方的目的在于彻底治愈癌症，延长患者生存期。

（一）手术配合野生药用真菌组方

结肠癌手术的方法很多，但手术的不良反应很明显，如贫血、肠穿孔、弥漫性腹膜炎、内瘘、腹胀、便秘不适、消化不良、低热、乏力、消瘦、恶病质、便血、伤口愈合困难、肿瘤继续复发转移等。而中医中的野生药用真菌组方，可以整体解决以上问题。

（二）化疗配合野生药用真菌组方

不同的化疗方案有不同的不良反应，如恶心、呕吐、便秘、腹泻、腹痛、骨髓抑制、白细胞减少、红细胞减少、血小板减少、肝肾受损、口腔溃疡、手脚麻木、血尿、便血、贫血、肿瘤细胞的继续复发转移及耐药性等。要解决以上问题，西医只能解决一小部分，但大部分及继续复发转移等问题，西医很难解决。这就是野生药用真菌组方的优势，可以消除各种不良反应，阻止或减缓复发转移，打破耐药的问题。

（三）免疫治疗配合野生药用真菌组方

免疫治疗作为结肠癌的新的治疗手段，利用免疫治疗来抗肿瘤是近年来发展很快的一项技术，虽然不良反应比较小，但失败率很高。利用免疫治疗与野生药用真菌组方联合治疗的方法，可以提高成功率。

（四）单独使用野生药用真菌组方

近10年来，一些医院单独使用野生药用真菌组方来治疗结肠癌取得了很好的效果。笔者在原有的基础上，作了改进，效果比以前更强了，特别是在原始森林找到了抗肿瘤效果更好的2种药用真菌，使野生药用真菌组方成为一种新的生物免疫化疗药，更是手术、放化疗的解毒药，还是各种并发症、基础病的治疗药。特别是对于复发转移患者效果更高。

（五）野生药用真菌组方

野生药用真菌组方由下列真菌组成：粗毛褐孔菌、树舌、云芝、桑黄、肉球菌、东方栓菌、紫丁香蘑、灵芝、木蹄层孔菌、松针层孔菌、裂蹄层孔菌、桦褐孔菌、红缘层孔菌、槐耳、松萝、苦白蹄、榆生木层孔菌、血红栓菌、薄皮纤孔菌、猪苓、茯苓、竹黄、竹红菌、炭球菌、硫黄菌、隐孔菌、马勃、薄树芝、毛蜂窝菌、橘黄裸伞、金丝刷、蜜环菌、灰树花、蝉花、假芝、白耙齿菌、柱状田头菇、金顶侧耳、裂褶菌、淡黄木层孔菌、绿栓孔菌、白栓孔菌、斑褐孔菌、牛肝菌、红鬼笔、革耳、大马勃、古巴裸盖菇、僵蚕、香菇等。

（六）野生药用真菌组方的作用与效果

- 延缓肿瘤细胞对化疗药物耐药性的产生。
- 杀灭肿瘤细胞。
- 消除炎症，加快手术愈合。
- 减小或避免放、化疗的不良反应。
- 促进体内积液、腹水的排出。
- 提高红细胞、血小板计数。
- 调节患者的全身免疫系统。

（七）免疫食疗方

1. 结肠癌免疫食疗方（手术、化疗期间）（编号：017041）

配方：桑黄（20g）、木蹄层孔菌（20g）、松针层孔菌（20g）、赤芝（10g）、马勃（10g）、白边（10g）等13种野生药用真菌辅以排骨（250g）、姜（适量）等共煎，1天吃完。

服用期：建议服用1～2个月，根据治疗情况调方。

2. 结肠癌免疫食疗方（晚期不能进行手术）（编号：017042）

配方：桑黄（10g）、木蹄层孔菌（10g）、橘黄裸伞（5g）、榆生木层孔菌（10g）、粗毛褐孔菌（10g）、松针层孔菌（10g）等16种野生药用真菌辅以排骨（250g）、姜（适量）等共煎，1天吃完。

服用期：建议服用2个月，根据治疗情况调方。

3. 结肠癌免疫食疗方（康复期）（编号：017043）

配方：桑黄（10g）、木蹄层孔菌（10g）、松针层孔菌（10g）、赤芝（10g）等7种野生药用真菌辅以排骨（250g）、姜（适量）等共煎，1天吃完。

服用期：建议服用1～2年，根据治疗情况调方。

药用真菌治疗肿瘤

十七、肝癌

肝癌分为原发性和继发性两大类，中国的肝癌患者大多是肝炎导致肝硬化，肝硬化再到肝癌，而中国又是乙肝大国，所以肝癌已经成为危害国人健康的重要因素。笔者于 2012 年在北京的首届全国中医肿瘤高峰论坛上发表了一篇文章——《自拟野生药用真菌配方治疗肝癌介入术后的探讨》。在 2014 年，中国武警医学院原院长雷志勇将军让笔者去解放军总医院第五医学中心，希望能把用野生药用真菌治疗肝脏疾病的方法在解放军总医院第五医学中心推广，但在谈到药材的时候，因为有十几种从原始森林采集的药材没有进入国家药典，导致这个事就没办法推进下去了。直到"中华人民共和国中医药法"于 2017 年 7 月 1 日实施，野生药用真菌组方的推广才有了转机。应用野生药用真菌组方的目的在于彻底治愈癌症，延长患者生存期。

（一）手术配合野生药用真菌组方

肝癌往往都有肝硬化，很多都不适宜做手术，只适合手术介入治疗，术后不良反应很多，如伤口感染、呕吐、伤口愈合困难、邻近器官感染、癌细胞继续转移扩散、各种并发症加重等。要解决以上问题，唯有野生药用真菌组方，因为它可以针对以上症状进行配方，还能软化肝硬化，阻断多血管的形成，一般 1 个月就能见到效果。

（二）化疗配合野生药用真菌组方

对于不能手术的患者，以化疗栓塞与放射介入治疗为主，但不良反应依然很大，主要有恶心、呕吐、骨髓抑制、白细胞下降、脱发，耐药性、癌细胞的继续扩散等。所有的这些问题，要想解决好，只能从野生药用真菌寻找药材，目前，也唯有野生药用真菌有这个能力！

（三）放疗配合野生药用真菌组方

放疗对于肝癌可造成白细胞减少、血小板减少、恶心呕吐、肾脏危害、骨髓抑制、放射性肺炎、免疫力低下、疲惫、癌细胞的继续扩散等问题。要想消除这些不良反应，应该使用野生药用真菌组方。

（四）生物治疗配合野生药用真菌组方免疫食疗方

生物治疗是肝癌治疗的一种进步，主要以免疫核糖核酸、干扰素、白细胞介素 –2、胸腺素为主，也可联合化疗药物，目前还没有发现有什么不良反应，但生物治疗失败的案例很多，野生药用真菌组方就可以同生物治疗配合使用，提高成功率。

（五）单独使用野生药用真菌组方

在现实中，经常出现单独使用野生药用真菌组方的情况，它对肝癌及肝硬化都能起到很好的治疗作用，还能防止复发转移，其本身就是一种高级的生物免疫化疗药物，可以杀灭肿瘤，还没有任何不良反应与耐药性。

（六）野生药用真菌组方

野生药用真菌组方由下列真菌组成：桑黄、灵芝、东方栓菌、紫丁香蘑、肉球菌、云芝、树舌、粗毛褐孔菌、木蹄层孔菌、松针层孔菌、裂蹄层孔菌、桦褐孔菌、红缘层孔菌、槐耳、松萝、苦白蹄、薄皮纤孔菌、猪苓、茯苓、竹黄、榆生木层孔菌、竹红菌、硫黄菌、血红栓菌、隐孔菌、马勃、薄树芝、毛蜂窝菌、橘黄裸伞、金丝刷、蜜环菌、灰树花、蝉花、炭球菌、假芝、白耙齿菌、柱状田头菇、金顶侧耳、硬皮地星、裂褶菌、淡黄木层孔菌、绿栓孔菌、白栓孔菌、斑褐孔菌、牛肝菌、红鬼笔、大马勃、香菇、古巴裸盖菇、僵蚕等。

（七）野生药用真菌组方的作用与效果

- 延缓肿瘤细胞对化疗药物耐药性的产生。
- 杀灭肿瘤细胞。
- 消除炎症，加快手术愈合。
- 减小或避免放、化疗的不良反应。
- 促进体内积液、腹水的排出。
- 提高红细胞、血小板计数。
- 调节患者的全身免疫系统。

（八）免疫食疗方

1.肝癌免疫食疗方（手术、化疗期间）（编号：017044）

配方：松针层孔菌（20g）、桑黄（20g）、桦褐孔菌（20g）、薄皮纤孔菌（10g）、云芝（20g）、苦白蹄（5g）等15种野生药用真菌辅以排骨（250g）、姜（适量）等共煎，1天吃完。

服用期：建议服用1～2个月，根据治疗情况调方。

2.肝癌免疫食疗方（晚期不能进行手术）（编号：017045）

配方：桑黄（20g）、榆生木层孔菌（10g）、橘黄裸伞（5g）、松萝（10g）、桦褐孔菌（20g）、硫黄菌（10g）等18种野生药用真菌辅以排骨（250g）、姜（适量）等共煎，1天吃完。

服用期：建议服用2个月，根据治疗情况调方。

3.肝癌免疫食疗方（康复期）（编号：017046）

配方：松针层孔菌（10g）、桦褐孔菌（10g）、平盖灵芝（10g）等6种野生药用真菌辅以排骨（250g）、姜（适量）等共煎，1天吃完。

服用期：建议服用1～2年，根据治疗情况调方。

十八、乳腺癌

乳腺癌是发生在女性身上的一种常见肿瘤，在发达国家属于高发肿瘤。我国发病率近年来也逐步增加，为此国家还专门设立了乳腺癌专项筛查工作项目，希望能够早发现、早治疗、早治愈。对于乳腺癌的治疗，野生药用真菌组方能够起到很大的作用。应用野生药用真菌组方的目的在于彻底治愈癌症，延长患者生存期。

（一）手术配合野生药用真菌组方

乳腺癌的手术很多种，有根治术、保乳术等，常见的不良反应有出血、发热、积液、皮瓣坏死、上肢水肿、乳腺癌手臂水肿、焦虑、失眠、抑郁、术后感染、疼痛、肿瘤继续复发转移等。以上问题，最好的无不良反应的解决办法就是使用野生药用真菌组方，它可以减轻或减缓各种不良反应并控制肿瘤的复发转移。

（二）放疗配合野生药用真菌组方

放疗本身肯定有不良反应，比如咳嗽、吞咽困难、放射性皮炎、溃烂、上臂水肿、疼痛、咽喉干燥、骨髓抑制、白细胞减少、红细胞减少、脱发、心肺损伤、恶心、免疫力降低、感染、皮肤硬块、肿瘤继续复发转移等。以上问题，都可以通过野生药用真菌组方来解决，尤其是肿瘤继续复发转移问题。

（三）化疗配合野生药用真菌组方

化疗在杀死肿瘤细胞的同时，连正常细胞也杀死了，肯定会产生各种不良反应，比如骨髓抑制、白细胞减少、红细胞减少、血小板减少、恶心、呕吐、脱发、胃肠消化不良、腹泻、疲惫、口干、口疮、感染、耐药性、肿瘤继续复发转移等。如果化疗的同时配合使用野生药用真菌组方，就能减轻或缓解各种不良反应。

（四）内分泌治疗配合野生药用真菌组方

内分泌治疗也有不良反应，比如潮热、恶心、呕吐、静脉血栓形成、子宫内膜增厚、阴道分泌物增多、视物模糊、骨质疏松、骨痛、皮疹、耐药性、肿瘤继续复发转移等。这个时候，使用野生药用真菌组方，就可以很快的治好这些不良反应同时还能控制肿瘤继续复发转移。

（五）靶向治疗配合野生药用真菌组方

靶向药的不良反应小，但也有一定的不良反应，比如心脏毒性、寒战、发热、高血压、蛋白尿、皮疹、手足皮肤反应、出血、疲劳、乏力、食欲缺乏、耐药性、肿瘤继续复发转移等。这些不良反应及耐药性和肿瘤继续复发转移的问题，野生药用真菌组方都有很好的治疗作用。特别是对于已经复发转移的中、晚期患者，更应该联合用药。

（六）免疫治疗配合野生药用真菌组方

免疫治疗是乳腺癌的重要手段，但免疫治疗也有很多缺点，比如皮肤反应、口疮、疲劳、恶心、身体疼痛、头痛和血压变化、炎症、流感样症状、自身免疫紊乱、肿瘤继续复发转移等。免疫治疗不是万能的，它是还在发展中的新技术，有很多漏洞需要填补，而野生药用真菌组方，就可以补上这些漏洞，控制肿瘤的复发转移，使免疫治疗的不良反应消失。

（七）单独使用野生药用真菌组方

对于早期乳腺癌患者，服用野生药用真菌组方2个月，再去检查就会发现肿瘤得到了控制甚至治愈；而对于中、晚期以及常规治疗复发转移的患者，服用野生药用真菌组方可以延长患者的生命，提高其生活质量，甚至也有个别患者可以治愈。

（八）野生药用真菌组方

野生药用真菌组方由下列真菌组成：松针层孔菌、桑黄、木蹄层孔菌、粗毛褐孔菌、东方栓菌、云芝、树舌、肉球菌、灵芝、紫丁香蘑、裂蹄层孔菌、桦褐孔菌、红缘层孔菌、槐耳、松萝、苦白蹄、薄皮纤孔菌、猪苓、茯苓、榆生木层孔菌、血红栓菌、竹黄、竹红菌、硫黄菌、隐孔菌、马勃、薄树芝、毛蜂蜜菌、橘黄裸伞、蜜环菌、灰树花、蝉花、炭球菌、假芝、白耙齿菌、柱状田头菇、金顶侧耳、裂褶菌、淡黄木层孔菌、绿栓孔菌、白栓孔菌、斑褐孔菌、牛肝菌、红鬼笔、大马勃、僵蚕、古巴裸盖菇、香菇等。

（九）野生药用真菌组方的作用与效果

- 延缓肿瘤细胞对化疗药物耐药性的产生。
- 杀灭肿瘤细胞。
- 消除炎症，加快手术愈合。
- 减小或避免放、化疗的不良反应。
- 促进体内积液、腹水的排出。
- 提高红细胞、血小板计数。
- 调节患者的全身免疫系统。

（十）免疫食疗方

1. 乳腺癌免疫食疗方（手术、化疗期间）（编号：017047）

配方：薄皮纤孔菌（20g）、云芝（20g）、桑黄（10g）、木蹄层孔菌（20g）、赤芝（10g）、茯苓（10g）等16种野生药用真菌辅以排骨（250g）、姜（适量）等共煎，1天吃完。

服用期：建议服用1～2个月，根据治疗情况调方。

2. 乳腺癌免疫食疗方（晚期不能进行手术）（编号：017048）

配方：薄皮纤孔菌（10g）、橘黄裸伞（5g）、榆生木层孔菌（10g）、斑褐孔菌（10g）、桦褐孔菌（20g）、云芝（20g）等17种野生药用真菌辅以排骨（250g）、姜（适量）等共煎，1天吃完。

服用期：建议服用2个月，根据治疗情况调方。

3. 乳腺癌免疫食疗方（康复期）（编号：017049）

配方：松针层孔菌（10g）、斑褐孔菌（10g）、云芝（10g）、桑黄（10g）等7种野生药用真菌辅以排骨（250g）、姜（适量）等共煎，1天吃完。

服用期：建议服用1～2年，根据治疗情况调方。

十九、卵巢癌

卵巢癌起病隐匿，一经发现一般都是中、晚期，大都扩散到周围器官，而且分型多，恶性程度高，是危害女性的主要肿瘤之一。

我们今天治疗卵巢癌，因为缺乏有效的治疗手段或无法忍受化疗的痛苦，约70%的晚期卵巢癌患者最终主动或被动放弃治疗。只有野生药用真菌组方同西医的手术、放疗、化疗联合，才能让更多的患者受益。应用野生药用真菌组方的目的在于彻底治愈癌症，延长患者生存期。

（一）手术配合野生药用真菌组方

手术是治疗早期卵巢癌的主要手段，但不良反应明显，比如疼痛、停经、贫血、疲劳、阴道干燥、阴道分泌物增加、感染、伤口愈合困难、肿瘤继续复发转移等。手术只是切除了身体表面的一点儿肿瘤，身体里还有大量的肿瘤是无法切除的，因为长肿瘤的身体环境并没有改变，同时还有残存的癌细胞，要想消除并发症对身体的影响，阻止肿瘤细胞的扩散，必须使用野生药用真菌组方。因为野生药用真菌组方可以针对各种不良反应进行缓解与消除，同时还能抑制肿瘤的复发转移。

（二）化疗配合野生药用真菌组方

卵巢癌的化疗药物近三十年来很少出现，因为其不良反应巨大，如恶心、呕吐、腹胀、腹痛、失眠、骨髓抑制、腹泻、脱发、神经症状、各系统功能损害、免疫力低下、耐药性、肿瘤继续复发转移等。如果西医能联合中医，使用野生药用真菌组方，就可以消除不良反应并打破耐药性，控制肿瘤的复发转移，让患者顺利完成化疗全阶段。

（三）放疗配合野生药用真菌组方

放疗会产生很多不良反应，比如皮肤红肿、疼痛、水泡、皮肤色素沉着、恶心、呕吐、纳差、消化不良、营养障碍、骨髓抑制、感染、腹泻、尿频、尿急、溃疡、免疫力低下、肿瘤继续复发转移等。要想很好地解决这些问题，只有使用野生药用真菌组方，尤其是针对肿瘤的复发转移问题，打破了几十年的中药治癌没有科学性的问题，每一个真菌品种及复方制剂，都经过了严格的科学实验。

（四）靶向治疗配合野生药用真菌组方

靶向治疗是卵巢癌的治疗方案之一，有一定的不良反应，比如胸闷、心悸、呕吐、恶心、高血压、血栓、肠穿孔、贫血、疲累、免疫力低下、肿瘤继续复发转移等。这些问题可以很好地解决，那就是使用野生药用真菌组方，因为里面有全面针对性的各种药用真菌。

（五）免疫治疗配合野生药用真菌组方

免疫治疗卵巢癌的失败率很高，早期失败率平均为85%，晚期失败率平均为97%，对于免疫治疗，存在人为夸大疗效的现象。免疫治疗与野生药用真菌组方联合使用，可以极大地提高成功率，从而更好地发挥免疫治疗的效果。

（六）野生药用真菌组方

野生药用真菌组方由下列真菌组成：桑黄、松针层孔菌、裂蹄层孔菌、木蹄层孔菌、粗毛褐孔菌、树舌、云芝、肉球菌、紫丁香蘑、东方栓菌、灵芝、桦褐孔菌、红缘层孔菌、松萝、苦白蹄、薄皮纤孔菌、猪苓、茯苓、竹黄、竹红菌、榆生木层孔菌、血红栓菌、硫黄菌、隐孔菌、马勃、薄树芝、毛蜂窝菌、橘黄裸伞、蜜环菌、灰树花、蝉花、炭球菌、革耳、假芝、白耙齿菌、柱状田头菇、金顶侧耳、裂褶菌、绿栓孔菌、白栓孔菌、斑褐孔菌、牛肝菌、红鬼笔、大马勃、古巴裸盖菇、僵蚕、香菇等。

（七）野生药用真菌组方的作用与效果

- 延缓肿瘤细胞对化疗药物耐药性的产生。
- 杀灭肿瘤细胞。
- 消除炎症，加快手术愈合。
- 减小或避免放、化疗的不良反应。
- 促进体内积液、腹水的排出。
- 提高红细胞、血小板计数。
- 调节患者的全身免疫系统。

（八）免疫食疗方

1.卵巢癌免疫食疗方（手术、化疗期间）（编号：017050）

配方：云芝（20g）、木蹄层孔菌（20g）、桑黄（20g）、赤芝（10g）、茯苓（10g）、薄皮纤孔菌（20g）等14种野生药用真菌辅以排骨（250g）、姜（适量）等共煎，1天吃完。

服用期：建议服用1～2个月，根据治疗情况调方。

2. 卵巢癌免疫食疗方（晚期不能进行手术）（编号：017051）

配方：云芝（10g）、松萝（10g）、桑黄（20g）、赤芝（10g）、猪苓（20g）、竹黄（10g）等17种野生药用真菌辅以排骨（250g）、姜（适量）等共煎，1天吃完。

服用期：建议服用2个月，根据治疗情况调方。

3. 卵巢癌免疫食疗方（康复期）（编号：017052）

配方：松针层孔菌（10g）、桦褐孔菌（20g）、云芝（10g）等6种野生药用真菌辅以排骨（250g）、姜（适量）等共煎，1天吃完。

服用期：建议服用1～2年，根据治疗情况调方。

二十、子宫癌

提到子宫癌，笔者就想到的一个朋友，30岁，结婚2年，还没有孩子，突然得了子宫癌，经过1年野生药用真菌的治疗，再去医院做检查时，肿瘤已经不见了。由此可见，野生药用真菌组方对于子宫癌有十分显著的疗效。应用野生药用真菌组方的目的在于彻底治愈癌症，延长患者生存期。

（一）手术配合野生药用真菌组方

手术切除子宫后，会产生疼痛、感染、伤口愈合困难、免疫力低下、停经、贫血、疲劳、肿瘤继续复发转移等。因为手术只是把表面的肿瘤切除了，生长肿瘤的环境没有改变，而野生药用真菌组方，是从根本上改变肿瘤生成的内在环境，从而同手术一起配合使用，可以达到治愈肿瘤的效果。

（二）放疗配合野生药用真菌组方

放疗是子宫癌的主要手段之一，但不良反应大，比如阴道出血、阴道排液、疼痛、乏力、食欲不振、肠鸣、尿频、大便下坠、黏液样血便、尿痛、骨髓抑制、感染、肠粘连、肠梗阻、肠穿孔、排尿困难、免疫力低下、肿瘤继续复发转移等。这么多问题，要想解决，必须要对症加辨证，才有治愈或减轻的可能。野生药用真菌组方，本身就是一种生物免疫化疗药，在消除不良反应的同时可以杀灭肿瘤，而放疗是通过放射线的物理方式杀灭肿瘤，双管齐下，才可以杀灭大部分或全部肿瘤。

（三）激素治疗配合野生药用真菌组方

激素治疗是指孕激素和抗雌激素制剂进行治疗，虽然效果良好，但也有一定的不良反应，比如体内水钠潴留、体重增加、血栓栓塞性疾病，中枢神经系统损害，药物性肝炎，肝功能损害等。禁忌证包括肝肾功能不全、严重心功能不全、有血栓病史、糖尿病、精神抑郁症、对孕激素过敏、脑膜瘤等。野生药用真菌组方可以抵制激素治疗的不良反应，还能同激素治疗一起杀灭复发转移的癌细胞。

（四）化疗配合野生药用真菌组方

子宫癌的化疗是治疗晚期复发转移肿瘤的一种方法，对晚期肿瘤有一定的敏感度，但不良反应明显，比如恶心、呕吐、腹痛、感染、腹泻、胃肠道出血、肠梗阻、肠坏死、骨髓抑制、肾功能异常、蛋白尿、血尿、少尿、无尿、心血管系统损害、神经系统损害，一旦发生马上停药。野生药用真菌可以减轻或消除不良反应。

（五）野生药用真菌组方

野生药用真菌组方由下列真菌组成：松针层孔菌、粗毛褐孔菌、木蹄层孔菌、云芝、树舌、桑黄、东方栓菌、紫丁香蘑、肉球菌、灵芝、裂蹄层孔菌、桦褐孔菌、红缘层孔菌、槐耳、松萝、苦白蹄、薄皮纤孔菌、猪苓、茯苓、竹黄、竹红菌、硫黄菌、隐孔菌、马勃、薄树芝、毛蜂窝菌、橘黄裸伞、榆生木层孔菌、血红栓菌、金丝刷、蜜环菌、灰树花、蝉花、炭球菌、假芝、白耙齿菌、柱状田头菇、金顶侧耳、裂褶菌、淡黄木层孔菌、绿栓孔菌、白栓孔菌、斑褐孔菌、牛肝菌、红鬼笔、革耳、大马勃、僵蚕、古巴裸盖菇、香菇等。

（六）野生药用真菌组方的作用与效果

- 延缓肿瘤细胞对化疗药物耐药性的产生。
- 杀灭肿瘤细胞。
- 消除炎症，加快手术愈合。
- 减小或避免放、化疗的不良反应。
- 促进体内积液、腹水的排出。
- 提高红细胞、血小板计数。
- 调节患者的全身免疫系统。

（七）免疫食疗方

1. 子宫癌免疫食疗方（手术、化疗期间）（编号：017053）

配方：薄皮纤孔菌（20g）、木蹄层孔菌（20g）、桑黄（20g）、桦褐孔菌（20g）、马勃（10g）、粗毛褐孔菌（10g）等15种野生药用真菌辅以排骨（250g）、姜（适量）等共煎，1天吃完。

服用期：建议服用1～2个月，根据治疗情况调方。

2. 子宫癌免疫食疗方（晚期不能进行手术）（编号：017054）

配方：薄皮纤孔菌（20g）、木蹄层孔菌（20g）、桑黄（20g）、桦褐孔菌（20g）、东方栓菌（10g）、松针层孔菌（20g）等17种野生药用真菌辅以排骨（250g）、姜（适量）等共煎，1天吃完。

服用期：建议服用2个月，根据治疗情况调方。

3. 子宫癌免疫食疗方（康复期）（编号：017055）

配方：薄皮纤孔菌（10g）、桦褐孔菌（10g）、粗毛褐孔菌（10g）、松针（10g）等9种野生药用真菌辅以排骨（250g）、姜（适量）等共煎，1天吃完。

服用期：建议服用1～2年，根据治疗情况调方。

二十一、宫颈癌

宫颈癌是常见的妇科恶性肿瘤，其分型很多，主要年龄段为30—55岁，我们在10年前的一个患者，经过野生药用真菌组方治疗，最终痊愈。应用野生药用真菌组方的目的在于彻底治愈癌症，延长患者生存期。

（一）手术配合野生药用真菌组方

宫颈癌治疗的第一选择肯定是手术，而手术固有的不良反应很多，比如疼痛、感染、伤口愈合困难、停经、贫血、疲劳、阴道干燥、缩短、肿瘤继续复发转移，当我们遇到这些情况的时候，科学治疗非常关键，必须选择正确的方法。手术只是把大的肿瘤去除了，但小的癌细胞在身体里还有很多，特别是滋生肿瘤的身体环境还在，复发转移只是时间而已，要想消除各种不良反应对身体的影响，可以使用野生药用真菌组方。

（二）化疗配合野生药用真菌组方

放疗对宫颈癌很重要，特别是放疗可以杀灭身体上的很多癌细胞，但是，不良反应也比较明显，比如恶心、呕吐、放射性膀胱炎、放射性直肠炎、放射性阴道炎、感染、放射性小肠炎、腹泻、便血、血尿、脊髓、阴道粘连、免疫力低下等。要想消除各种不良反应，控制肿瘤继续复发转移，只有野生药用真菌组方能解决，因为里面包含针对各种不良反应的药用真菌。

（三）放疗配合野生药用真菌组方

放疗的不良反应，因病症不同而有所区别，宫颈癌放疗的不良反应有恶心、呕吐、阴道出血、骨髓抑制、胃肠道反应、脱发、肝肾功能受损、腹泻、便秘、免疫力低下、肿瘤继续复发转移等。放疗同野生药用真菌组方的联合，就可以消除各种不良反应，控制肿瘤的复发转移，打破耐药性，让患者可以顺利完成整个放疗疗程。

（四）单独使用野生药用真菌组方

目前，部分晚期宫颈癌患者，单独使用野生药用真菌组方来抵抗肿瘤，有患者奇迹般的治愈了，还有很多患者有质量的延长了生命。

（五）野生药用真菌组方

野生药用真菌组方由下列真菌组成：粗毛褐孔菌、木蹄层孔菌、桑黄、树舌、云芝、肉球菌、紫丁香蘑、东方栓菌、灵芝、松针层孔菌、裂蹄层孔菌、桦褐孔菌、红缘层孔菌、槐耳、松萝、苦白蹄、薄皮纤孔菌、猪苓、茯苓、竹黄、竹红菌、硫黄菌、隐孔菌、马勃、薄树芝、毛蜂窝菌、橘黄裸伞、金丝刷、榆生木层孔菌、血红栓菌、蜜环菌、灰树花、蝉花、炭球菌、假芝、白耙齿菌、柱状田头菇、金顶侧耳、裂褶菌、淡黄木层孔菌、绿栓孔菌、白栓孔菌、斑褐孔菌、牛肝菌、红鬼笔、大马勃、革耳、僵蚕、古巴裸盖菇、香菇等。

（六）野生药用真菌组方的作用与效果

- 延缓肿瘤细胞对化疗药物耐药性的产生。
- 杀灭肿瘤细胞。
- 消除炎症，加快手术愈合。
- 减小或避免放、化疗的不良反应。

- 促进体内积液、腹水的排出。
- 提高红细胞、血小板计数。
- 调节患者的全身免疫系统。

（七）免疫食疗方

1. 宫颈癌免疫食疗方（手术、化疗期间）（编号：017056）

配方：松针层孔菌（20g）、肉球菌（5g）、云芝（20g）、桑黄（20g）、赤芝（10g）、桦褐孔菌（20g）等15种野生药用真菌辅以排骨（250g）、姜（适量）等共煎，1天吃完。

服用期：建议服用1~2个月，根据治疗情况调方。

2. 宫颈癌免疫食疗方（晚期不能进行手术）（编号：017057）

配方：松针层孔菌（20g）、云芝（20g）、桑黄（20g）、裂蹄层孔菌（10g）、赤芝（10g）、茯苓（20g）等17种野生药用真菌辅以排骨（250g）、姜（适量）等共煎，1天吃完。

服用期：建议服用2个月，根据治疗情况调方。

3. 宫颈癌免疫食疗方（康复期）（编号：017058）

配方：松针层孔菌（10g）、云芝（10g）、桑黄（10g）等6种野生药用真菌辅以排骨（250g）、姜（适量）等共煎，1天吃完。

服用期：建议服用1~2年，根据治疗情况调方。

二十二、前列腺癌

前列腺癌是指位于前列腺上的恶性肿瘤，分型很多，位居男性恶性肿瘤的第6位，以55岁以后为多。在2009年，北京有一位前列腺癌患者，已经出现淋巴和骨转移，通过野生药用真菌组方治疗，让他高质量的生活了6年。前列腺癌对内分泌敏感度较高，但不良反应也大，配合野生药用真菌组方治疗可以减少不良反应。应用野生药用真菌组方的目的在于彻底治愈癌症，延长患者生存期。

（一）手术配合野生药用真菌组方

手术是治疗前列腺癌的主要方法，但手术只是把暴露在表面的肿瘤切除了，深处的肿瘤和生长肿瘤的环境并没有解决，而且手术后还有很多并发症。配合手术使用野生药用真菌治疗，可以杀灭小的残存的癌细胞、改变肿瘤生长的身体环境、解决不良反应。

（二）手术、放疗配合野生药用真菌组方

我们在手术时马上进行放疗，可以极大地杀灭癌细胞，但不良反应巨大，且具有双重不良反应，即手术和放疗的不良反应叠加。我们必须要保证减轻不良反应，同时还要继续增加杀灭癌细胞的效果及能力，野生药用真菌就有很多品种是针对这些不良反应的，其中还有一些是专门针对前列腺癌细胞的，三个治疗方案联合起来，就可以使患者顺利完成整个疗程，从而走向康复。

（三）内分泌治疗、放疗配合野生药用真菌组方

对于今天的西医，内分泌治疗配合放疗也是一种很好的治疗方案，但每年仍有很多患者死亡，这说明它很难杀死肿瘤细胞。而且 2 种治疗导致不良反应也是叠加的。为了解决这些问题，笔者于 30 多年前走进原始森林，寻找解决这些问题的药用真菌。通过各个品种的药用真菌组合来治疗各种不良反应，更有防止复发转移的品种，与内分泌治疗和放疗正好配合，就可以减轻或消除不良反应并增强杀灭肿瘤细胞的能力，从而轻松治愈肿瘤。

（四）单独使用野生药用真菌组方

这么多年来，很多单独使用野生药用真菌组方来治疗肿瘤的案例，

都取得了较为满意的效果，很多晚期患者都延长了生命其中部分患者更是完全治愈。

（五）野生药用真菌组方

野生药用真菌组方由下列真菌组成：红缘层孔菌、桑黄、松针层孔菌、木蹄层孔菌、粗毛褐孔菌、树舌、桦褐孔菌、云芝、肉球菌、紫丁香蘑、东方栓菌、灵芝、裂蹄层孔菌、槐耳、松萝、苦白蹄、薄皮纤孔菌、猪苓、茯苓、白耙齿菌、柱状田头菇、竹黄、竹红菌、榆生木层孔菌、乌灵参、血红栓菌、硫黄菌、隐孔菌、马勃、薄树芝、毛蜂窝菌、橘黄裸伞、金丝刷、蜜环菌、灰树花、蝉花、炭球菌、革耳、假芝、金顶侧耳、裂褶菌、淡黄木层孔菌、绿栓孔菌、白栓孔菌、斑褐孔菌、牛肝菌、红鬼笔、大马勃、僵蚕、古巴裸盖菇、香菇等。

（六）野生药用真菌组方的作用与效果

- 延缓肿瘤细胞对化疗药物耐药性的产生。
- 杀灭肿瘤细胞。
- 消除炎症，加快手术愈合。
- 减小或避免放、化疗的不良反应。
- 促进体内积液、腹水的排出。
- 提高红细胞、血小板计数。
- 调节患者的全身免疫系统。

（七）免疫食疗方

1.前列腺癌免疫食疗方（手术、化疗期间）（编号：017059）

配方：桑黄（20g）、硫黄菌（10g）、红缘层孔菌（10g）、树舌（20g）、赤芝（10g）、假芝（10g）等13种野生药用真菌辅以排骨（250g）、姜（适量）等共煎，1天吃完。

服用期：建议服用 1～2 个月，根据治疗情况调方。

2. 前列腺癌免疫食疗方（晚期不能进行手术）（编号：017060）

配方：桑黄（20g）、硫黄菌（10g）、橘黄裸伞（5g）、榆生木层孔菌（10g）、薄皮纤孔菌（20g）、东方栓菌（10g）等 14 种野生药用真菌辅以排骨（250g）、姜（适量）等共煎，1 天吃完。

服用期：建议服用 2 个月，根据治疗情况调方。

3. 前列腺癌免疫食疗方（康复期）（编号：017061）

配方：桑黄（10g）、树舌（10g）、松针层孔菌（10g）、云芝（10g）等 8 种野生药用真菌辅以排骨（250g）、姜（适量）等共煎，1 天吃完。

服用期：建议服用 1～2 年，根据治疗情况调方。

二十三、肉瘤

肉瘤的分型有很多，比如平滑肌肉瘤、淋巴肉瘤、滑膜肉瘤等。很多患者早期就发生血行转移，预后十分不好。前几年，有一个湖南的患者脚上长了一个肉瘤，每家医院都告诉他必须截肢，而且只能活几个月，为了延长患者的生命，患者家属找到了笔者。在经过十几味的野生药用真菌治疗后，那个 1kg 的肉瘤从脚上掉了下去。虽然随后又长出了一个新的肉瘤，但是十几天后又掉了下去。之后就再也没有长出来，身体也一天天的恢复。3 个月后，身体恢复如初。从这个病例，可以说明野生药用真菌对肉瘤有比较好的效果，是中国原始森林中的宝藏。应用野生药用真菌组方的目的在于彻底治愈癌症，延长患者生存期。

（一）手术配合野生药用真菌组方

治疗肉瘤要用科学的方法，可以使用手术配合野生药用真菌组方来进行治疗。手术切除肉瘤后的不良反应比较明显，比如疼痛、贫血、感染、手术愈合困难、肿瘤继续复发转移等。但是如果配合野生药用真菌组方进行治疗就可以解决这些不良反应，增加治愈的可能。

（二）放疗配合野生药用真菌组方

放疗，是治疗肉瘤的有效手段之一，但是会产生一些不良反应，比如感染、放射性炎症、肿瘤继续复发转移等。特别是肉瘤，非常容易复发转移，而野生药用真菌组方可以很有效地控制肿瘤复发转移，所以配合放疗可以有效地治疗肉瘤。

（三）化疗配合野生药用真菌组方

化疗，是治疗肉瘤的经典方式。但因为其不良反应，造成身体虚弱，免疫力下降，并发症增多，从而引起复发转移，最后可能导致死亡。野生药用真菌组方可以治疗各种不良反应和并发症，同时还能阻止肿瘤复发转移。同化疗一起联合使用，可能可以达到治愈的效果。

（四）单独使用野生药用真菌组方

对于不愿意进行手术、放疗、化疗的患者。单独使用野生药用真菌也可以杀灭肿瘤细胞，但晚期肿瘤，最好还是配合传统治疗方法一起使用，从而达到治疗的目的。

（五）野生药用真菌组方

野生药用真菌组方由下列真菌组成：松针层孔菌、桑黄、树舌、云芝、木蹄层孔菌、粗毛褐孔菌、桦褐孔菌、红缘层孔菌、肉球菌、紫丁香蘑、东方栓菌、灵芝、槐耳、松萝、苦白蹄、榆生木层孔菌、血红栓菌、雷丸、硬皮地星、革耳、炭球菌、薄皮纤孔菌、猪苓、茯苓、竹黄、竹红菌、硫黄菌、隐孔菌、薄树芝、橘黄裸伞、蜜环菌、灰树花、蝉花、假芝、白耙齿菌、柱状田头菇、金顶侧耳、裂褶菌、淡黄木层孔菌、绿栓孔菌、白栓孔菌、斑褐孔菌、红鬼笔、大马勃、古巴裸盖菇、僵蚕、香菇等。同时搭配笔者从森林中找到的两种药引，可以起到更好的效果。

（六）野生药用真菌组方的作用与效果

- 延缓肿瘤细胞对化疗药物耐药性的产生。
- 杀灭肿瘤细胞。
- 消除炎症，加快手术愈合。
- 减小或避免放、化疗的不良反应。
- 促进体内积液、腹水的排出。
- 提高红细胞、血小板计数。
- 调节患者的全身免疫系统。

（七）免疫食疗方

1. 恶性肉瘤免疫食疗方（化疗期）（编号：017062）

配方：松针层孔菌（20g）、赤芝（10g）、桑黄（10g）、树舌（20g）、东方栓菌（10g）、粗毛褐孔菌（10g）等 15 种野生药用真菌辅以排骨（250g）、姜（适量）等共煎，1 天吃完。

服用期：建议服用 1～2 个月，根据治疗情况调方。

2. 恶性肉瘤免疫食疗方（不能手术晚期）（编号：017063）

配方：松针层孔菌（20g）、赤芝（10g）、树舌（20g）、东方栓菌（10g）、云芝（10g）、薄皮纤孔菌（20g）等 21 种野生药用真菌辅以排骨（250g）、姜（适量）等共煎，1 天吃完。

服用期：建议服用 2 个月，根据治疗情况调方。

3. 各种恶性母细胞瘤免疫食疗方（手术，放化疗）（编号：017064）

配方：薄皮纤孔菌（20g）、硫黄菌（10g）、金顶侧耳（10g）、香栓菌（10g）、桑黄（10g）、榆生木层孔菌（10g）等 14 种野生药用真菌辅以排骨（250g）、姜（适量）等共煎，1 天吃完。

服用期：建议服用 1～2 个月，根据治疗情况调方。

4.各种恶性母细胞瘤免疫食疗方（晚期不能手术）（编号：017065）

配方：薄皮纤孔菌（20g）、榆生木层孔菌（10g）、硫黄菌（10g）、金顶侧耳（10g）、香栓菌（10g）、毛蜂窝菌（10g）等 19 种野生药用真菌辅以排骨（250g）、姜（适量）等共煎，1 天吃完。

服用期：建议服用 2 个月，根据治疗情况调方。

二十四、黑色素瘤

黑色素瘤治疗困难，预后不好，死亡率高。10 年前，朋友介绍了一个手术化疗后又开始复发转移的黑色素瘤患者来找笔者治疗，在通过野生药用真菌的治疗期间，患者积极配合，展现了顽强的求生欲，最后生命得到了延长。从该病例可以看出，如果患者有求生的欲望并且治疗得当，再难治的病都有治愈的可能，如果患者没有求生的欲望，那么再小的疾病都有可能死亡。有良好的心态再配合野生药用真菌组方，就可以有效的治疗黑色素瘤。应用野生药用真菌组方的目的在于彻底治愈癌症，延长患者生存期。

（一）手术配合野生药用真菌组方

手术对于黑色素瘤非常关键，但是不良反应也很明显，特别是对于糖尿病的患者，可能严重影响伤口的愈合，而且对于肿瘤复发转移的问题不能有效的控制。但是配合野生药用真菌组方共同治疗，就可以消除各种不良反应，杀灭癌细胞，防止复发转移。

（二）手术、放疗配合野生药用真菌组方

放疗对黑色素瘤的敏感度不高，但手术、放疗配合野生药用真菌组方进行综合治疗，效果就不一样了，可以很有效地杀灭癌细胞，而且对

身体还没有大的损伤。

（三）化疗配合野生药用真菌组方

黑色素瘤对化疗较为敏感，可以杀灭一部分残留的肿瘤细胞，但不良反应很大，比如恶心、呕吐、出血、口干舌燥、食欲不振、手脚麻木、脱发、骨髓抑制、肝肾功能损害、疼痛、溃烂坏死、心脏损害、肿瘤继续复发转移等。这些问题，目前只有野生的药用真菌组方可以解决。

（四）免疫治疗配合野生药用真菌组方

因为黑色素瘤的恶性程度高，免疫治疗是今后发展的一条有效手段，虽然取得了不错的成果，但不良反应也很大，比如腹泻、皮疹、间质性肺炎、肠炎、肝炎、甲状腺炎、耐药性、效率低、肿瘤继续复发转移等。野生药用真菌组方可以消除免疫治疗的不良反应，打破耐药性，防止复发转移，延长患者的生命甚至部分患者可以完全治愈。

（五）单独使用野生药用真菌组方

研究表明，单独使用野生药用真菌组方治疗黑色素瘤，有很好的效果同时还不会产生不良反应。

（六）野生药用真菌组方

野生药用真菌组方由下列真菌组成：桑黄、裂蹄层孔菌、粗毛褐孔菌、木蹄层孔菌、树舌、云芝、松针层孔菌、肉球菌、紫丁香蘑、东方栓菌、灵芝、槐耳、松萝、榆生木层孔菌、血红栓菌、雷丸、硬皮地星、炭球菌、苦白蹄、薄皮纤孔菌、猪苓、茯苓、竹黄、桦褐孔菌、红缘层孔菌、竹红菌、硫黄菌、隐孔菌、马勃、薄树芝、毛蜂窝菌、橘黄裸伞、金丝刷、树头发、蜜环菌、灰树花、蝉花、假芝、白耙齿菌、柱状田头菇、金顶侧耳、裂褶菌、淡黄木层孔菌、绿栓孔菌、白栓孔菌、斑褐孔菌、牛肝菌、大马勃、古巴裸盖菇、僵蚕、香菇等。

（七）野生药用真菌组方的作用与效果

- 延缓肿瘤细胞对化疗药物耐药性的产生。
- 杀灭肿瘤细胞。
- 消除炎症，加快手术愈合。
- 减小或避免放、化疗的不良反应。
- 促进体内积液、腹水的排出。
- 提高红细胞、血小板计数。
- 调节患者的全身免疫系统。

（八）免疫食疗方

1. 黑色素瘤免疫食疗方（手术，放化疗）（编号：017066）

配方：东方栓菌（10g）、香栓菌（10g）、猪苓（10g）、红缘层孔菌（10g）、桑黄（20g）、松针层孔菌（20g）等 15 种野生药用真菌辅以排骨（250g）、姜（适量）等共煎，1 天吃完。

服用期：建议服用 1~2 个月，根据治疗情况调方。

2. 黑色素瘤免疫食疗方（晚期不能手术）（编号：017067）

配方：东方栓菌（10g）、香栓菌（10g）、猪苓（10g）、红缘层孔菌（10g）、桑黄（20g）、裂蹄层孔菌（10g）等 19 种野生药用真菌辅以排骨（250g）、姜（适量）等共煎，1 天吃完。

服用期：建议服用 2 个月，根据治疗情况调方。

3. 黑色素瘤免疫食疗方（康复期）（编号：017068）

配方：东方栓菌（10g）、香栓菌（10g）、树舌（20g）、松针层孔菌（20g）、竹红菌（5g）等 9 种野生药用真菌辅以排骨（250g）、姜（适量）等共煎，1 天吃完。

服用期：建议服用 1~2 年，根据治疗情况调方。

附录 A
野生药用真菌煎煮
方法及注意事项

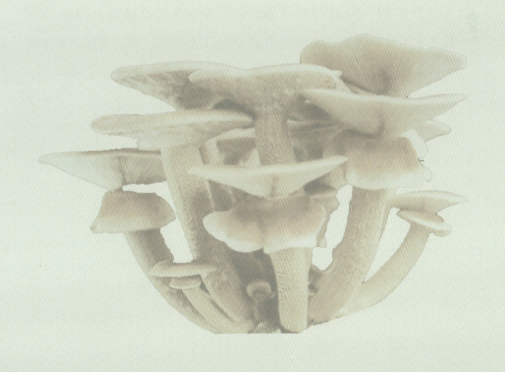

- 真菌熬煮之前先用清水漂洗浸泡，药引及粉末儿状真菌则不需要漂洗。先放食疗方的野生真菌入锅，再放入排骨、姜、盐、适量水，即可熬煮，也可不放排骨、姜、盐直接煎煮。

- 煎煮器具以采用砂锅、瓦罐和陶瓷锅比较好，搪瓷盆、不锈钢锅次之，忌用铁锅和铝锅，最方便的是用电煎药壶。

- 请务必剪开塑料袋外包装，请勿将塑料袋放入药锅中同煎。

- 煎煳的药用真菌请勿服用。

- 因个人体质差异，个别服用真菌汤剂后，可能有腹泻的情况，这是调整肠胃功能进行排毒的过程，可逐渐减少服药量，待大便正常后，再正常服用。

- 野生真菌比较珍贵，可反复加水多次熬煮，一般一副配伍患者喝前三剂，晚上用剩下的真菌汁水泡脚。

- 将真菌一起放入煎煮器具，使真菌完全被水渗透，便于有效成分的溶解，然后再加水煎煮。先用武火（大火）煎煮至沸，再用文火（小火）煎煮30～50min。滤取药汁，再加水至超过药面2～3cm进行第2次煎煮，照上法煎煮过滤取汁，以此类推，分次服用，对有腹水的患者，只能服用前三次，必需超时浓缩、再浓缩后服用。

- 服用真菌期间若患者还在服用其他中药、西药、保健品等，一定要间隔半个小时以上。

- 服用真菌期间忌烟酒、忌辛辣刺激食物、忌大喜大悲，保持心态平和。

附录 B
野生药用真菌研究展望

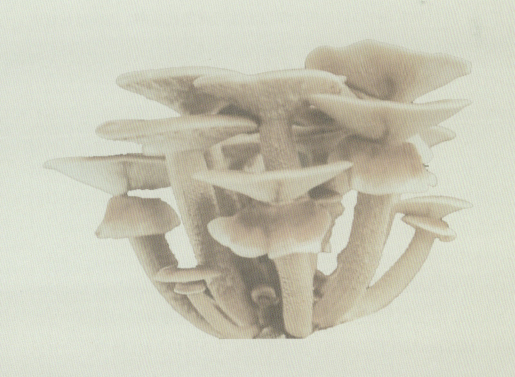

一、野生药用真菌成为治癌新方向

近日，中国武警后勤学院对野生药用真菌和常规化疗药物"紫杉醇"进行了对比，研究发现紫杉醇对于肿瘤细胞的抑制率为 79.69%，而野生药用真菌组方的抑制率可达 72.94%。

对比实验中的野生药用真菌组方由松针层孔菌、桦褐孔菌、薄皮纤孔菌、硫黄菌、粗毛褐孔菌以及云芝和灵芝等多种野生药用真菌组成，来自北京陈康林野生真菌研究院。紫杉醇是从红豆杉树中提取的一种天然抗癌药物，能够治疗多种肿瘤。但是，化疗药物产生的耐药性以及不良反应一直以来都是困扰患者的一大难题，紫杉醇产生的不良反应有骨髓抑制、免疫抑制、过敏反应、胃肠道反应、肝功能异常、化疗药效的逐级降低等。但是野生药用真菌组方则不会产生耐药性，同时克服了常规化疗药物的不良反应。而且可以根据不同人的体质和病症施用不同的药用真菌组方，还能对人体的部分异常基因进行修复。搭配西医的各种手术、放化疗等治疗手段使用，可以提高手术的成功率，提高放化疗的临床疗效，减少各种并发症。

二、改变肿瘤复发转移的现状

癌症复发转移（cancer metastasis）与不良预后密切相关，也是导致患者死亡的首要原因。据统计，90% 的癌症患者死亡是因为转移病灶。然而全世界"没有一个获批药物特异性靶向治疗癌症转移。"美国国立卫生研究院国家转化科学促进中心（National Institutes of Health-National Center for Advancing Translational Sciences，NIH-NCATS）的 Juan Jose Marugan 博士说，"而且，我们并不是完全了解癌症转移的过程。"

Marugan 博士和他的同事致力于改变这个现状。他们和其他合作伙伴一起发现了一种叫作"metarrestin"的小分子药物，在多种实体瘤模型中表现出抑制肿瘤转移的效果。目前，他们正在将这款在研的化合物推向临床试验，治疗的目标是"癌症之王"——胰腺癌。而 Marugan 博士所在的 NIT-NCATS 更是致力于解决转化研究中的"痛点"，提高将突破性研究转化成给患者造福疗法的效率。

三、癌症转移——复杂而未被澄清的过程

癌症转移是一个复杂的多步过程。最初，癌细胞变得具有侵袭性，能够突破上皮组织形成的屏障，侵入到血管中（intravasation）。在随着血液循环转移到身体其他部位后，他们还需要离开血液循环，侵入到远端组织中（extravasation）。癌症转移并不是在所有组织中发生，以往研究表明人体中特定组织的环境更利于转移的癌细胞的生存和定植。这些转移癌细胞适合生存的环境称为转移前生境（pre-metastatic niches）。在转移前生境中存活下来的癌细胞可能会潜伏很长时间，然后在特定因素的刺激下，癌细胞扩增并且成为转移定植（metastatic colonization）。

特异性靶向癌症转移意味着可以靶向这一复杂过程中的多个节点。由于癌细胞发生转移的第一步是变得具有侵袭性，这个过程也成为科学家研究的重心之一。已有研究表明，多种肿瘤细胞内在的变化可以导致它们侵袭性的增强，包括上皮间充质转化（epithelial-mesenchymal transition，EMT）、蛋白酶的生成和迁移能力的增强。

然而，由于转移癌细胞的基因不稳定性，在大多数癌症类型中，可能不存在一个控制癌症转移的主导信号通路。我们对癌症转移的了解还远谈不上完备。Marugan 博士表示，我们知道与上皮间充质转化过程相关的一些机制和与这一过程相关的基本受体和因子。但是，这些知识尚且不足以为开发靶向癌症转移提供一个"全景图"。

四、另辟蹊径，使用表型筛选发现新治疗性分子

既然无法针对特定分子靶点进行药物开发，Marugan 博士的团队决定使用表型筛选（phenotypic screen）来找出可以影响癌细胞侵袭性的药物。他们发现，高度进化的癌细胞中存在一种叫作核仁周区室（perinucleolar compartment，PNC）的结构。PNC 是一个和细胞核仁连在一起的亚核小体。任何早期的癌症细胞都没有 PNC，但是在处于转移期的癌细胞中，有很大一部分都具有 PNC，而在转移病灶的癌细胞中，100% 的细胞都有 PNC。

于是，Marugan 博士团队进行了一个高通量表型筛选，寻找那些能够拆散 PNC 但是不会杀死细胞的小分子。他们发现了一种后来命名为"metarrestin"的小分子化合物，它能够非常有效地在实体瘤中拆散 PNC，那么它对癌症转移有什么影响呢？在癌症的小鼠动物模型中，研究人员发现如果动物中的肿瘤还没有出现转移，"metarrestin"能够防止转移的发生，显著提高动物的生存期。如果转移已经开始，"metarrestin"能够降低转移瘤的数目，延长动物的寿命。

"Metarrestin"在未出现癌症转移的小鼠模型中抑制转移的发生，在出现癌症转移的小鼠模型中降低转移的数目并延长动物寿命。2018年，Marugan 博士的团队在 *Science Translational Medicine* 上发表了关于"metarrestin"的研究。进一步研究发现了"metarrestin"的靶点，原来它与一种名叫 eEF1A2 的蛋白相结合，eEF1A2 控制 RNA 聚合酶 1（Pol 1）的功能。而 Pol 1 则对合成核糖体 RNA 至关重要。所以在癌症细胞中，eEF1A2 能够帮助提高核糖体的生物合成，对于细胞的快速增殖、分裂和进化都很重要。"Metarrestin"通过阻断 eEF1A2，在高度进化的癌细胞中阻断了新核糖体的生成。但最后效果如何，还不清楚。

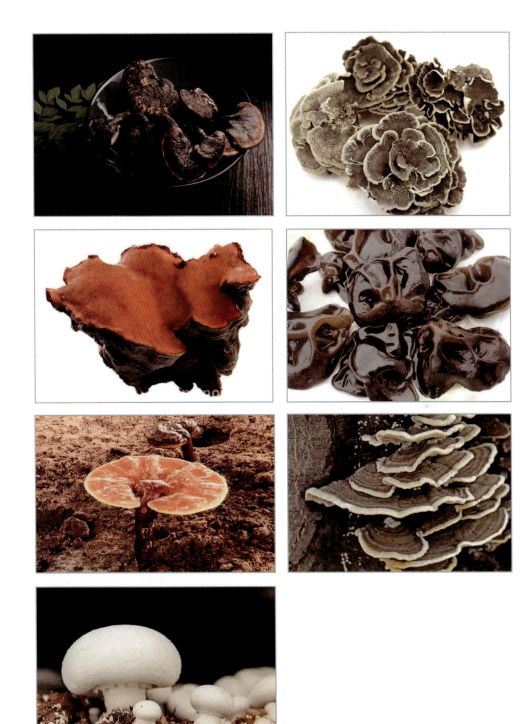

附录 C
陈康林教授事迹报道

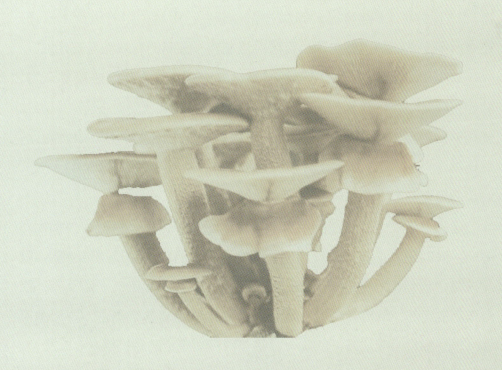

中国有一个陈康林，他在三十多年前在中国科学院工作过一段时间，后来又到中国中医科学院，最后还在美国工作2年，前几年又回国，在美国休斯敦还有以陈康林命名的"陈康林周"，陈康林教授在回到他出生的地方四川彭山区后，在中国养生第一山"彭祖山"上的惠光寺修建了一间小屋每天问道修禅，喝喝灵芝茶，开开养生方，陈康林知道原始森林中生长于树上的药用真菌具有抗癌作用，也知道肿瘤具有复杂的生长变异性，于是，他离开科学院，到原始森林中去，寻找治疗肿瘤的药用真菌，特别是绿栓菌、粗毛褐孔菌、红缘层孔菌、松针层孔菌、桑黄、肉球菌、云芝等。陈康林将它们背下山来，用西医的对症与中医的辨证相结合，组成野生药用真菌组方，对各种肿瘤进行试验治疗，这期间治愈了很多晚期肿瘤患者，还申请了九项治疗肿瘤的发明专利，《人民日报》在2007年5月1日劳动节这天，刊发了"陈康林把良药背出大山的人"的新闻报道。

这么多年来，野生药用真菌组方，治疗的大多都是复发转移的患者。《人民日报》《健康报》等媒体都对野生药用真菌组方进行了报道。还有很多文献证明了野生药用真菌对复发转移肿瘤的有效性与安全性。

陈康林在配方中，应用了西方科学与中国古代哲学。陈康林认为，肿瘤是异常复杂的疾病，用西医对症的方法，很难找到对症点，只能找到相对的对症点，用中医的辨证，则在模糊中可能找到对症点。为此，陈康林专门根据自己的实验与实践，写作了《药用真菌肿瘤学》一书，对用药用真菌组方治疗肿瘤进行了详细讲述。

这几十年来，西医在药用真菌里找到了很多化疗药，但用药都相对单一，同时还有很多不良反应。陈康林认为，治疗肿瘤及疑难杂症，就应该是"大兵团作战"，形成一个元素分子库，才有减少不良反应，治愈疾病的可能。人是生物，一处生病，一定联结着各个器官，要治愈疾病，也必须是对症加辨证的统一，是2种医学理论的有机结合。

现在世界上研究药物，是先有理论，在理论的基础上寻找靶点，找到靶点，再进行动物实验，最后再进行人体试验，如不行，再从头开始理论修改，再寻找靶点，再进行动物实验，然后再进行人体试验，最后才是应用。而陈康林不是这样的研究方法，他是应用古老的传统方法，先按疾病的发病原因与原理及对症与辨证的统一，设计一个完整的方子，在急需的患者身上使用，一般半个月到一个月就会见效，有的几天就可见效。如果效果好，就记录下来，在根据不同的患者进行配方的加减。这几十年来，陈康林试验了几十种病症，比如各种肿瘤、肝硬化、糖尿病慢性并发症、耐药性肺结核、肺部疾病、神经系统疾病、风湿系统疾病、肾脏系统、血液部分疾病等，都取得了很好的试验效果，还申请了 36 项发明专利。

对于野生药用真菌组方这个宝贵财富，陈康林同一帮朋友认为，公开科学的真相，才是最有力的科学普及，让古代皇家才能服用的药用真菌走进寻常百姓家。

附录 D
专家讲堂：食药用真菌抗肿瘤机制及临床应用研究进展

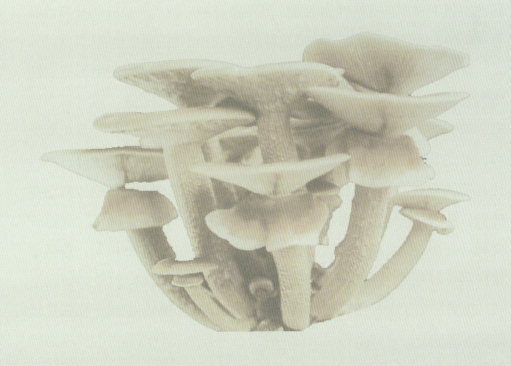

肿瘤是威胁人类健康的重大疾病，从天然活性物质中寻找具有抗肿瘤活性，且不良反应小的活性成分，探索其作用机制是开发新的潜在抗肿瘤药物的有效途径。笔者从直接作用和间接作用两方面综述了食药用真菌中活性成分的抗肿瘤作用机制，总结了已应用于临床研究的食药用真菌活性成分，对开发来源于食药用真菌的抗肿瘤药物进行了展望，以期为食药用真菌抗肿瘤活性成分的进一步研究及开发利用提供参考。

　　肿瘤已经成为严重威胁人类健康的疾病，也是死亡率最高的疾病之一。传统治疗肿瘤的方法主要包括手术切除、放疗和化疗、手术与放化疗相结合。然而，手术切除对已发生转移的癌症的总体预后效果较差，而放疗和化疗在杀死肿瘤细胞的同时也杀死健康细胞，并可产生疲劳、疼痛、腹泻、脱发、白细胞降低等严重不良反应，对患者造成不可逆的损伤。近几年，多种肿瘤创新疗法被广泛运用于临床治疗。例如，靶向治疗和免疫治疗分别通过精准针对肿瘤患者的基因突变位点和激活患者免疫反应，可延长肿瘤患者的存活时间和提高生活质量。目前，从天然活性物质中寻找具有抗肿瘤活性，且不良反应小的活性成分，及探索其分子机制，仍是发掘潜在新靶向抗肿瘤先导化合物的重要途径。

　　食药用真菌作为传统保健食物和药物已有上千年的使用历史。迄今为止，已发现2000多种食药用真菌，包括灵芝、云芝、黑木耳、银耳、金针菇、刺芹侧耳、香菇、茯苓、猴头菌、灰树花、姬松茸和桑黄等。据文献报道，这些食药用真菌含有复杂多样的生物活性成分，其活性包括抗病毒、抗肿瘤及治疗糖尿病等。食药用真菌的抗肿瘤作用已在肺癌、肠癌、肝癌及乳腺癌等多种体外和体内模型中得以验证。大量研究揭示，食药用真菌中的活性成分具有多种不同的抗肿瘤机制，包括直接作用于肿瘤细胞，或通过调节免疫系统等方式间接抑制肿瘤细胞生长。笔者总结了食药用真菌中活性成分的抗肿瘤机制、已用于临床实验的抗肿瘤成分，并对食药用真菌活性成分开发为抗肿瘤药物的前景进行展望。

一、抗肿瘤机制

（一）直接作用于肿瘤细胞

目前，已报道的食药用真菌的抗肿瘤活性成分对肿瘤细胞的直接作用机制包括诱导细胞凋亡和自噬、阻滞细胞周期完成、抑制肿瘤细胞转移。

1. 诱导肿瘤细胞凋亡和自噬

细胞凋亡（apoptosis）是由基因严格调控的细胞程序性死亡方式，分为内源性凋亡和外源性凋亡两条途径，受多种抗凋亡蛋白和促凋亡蛋白影响。发生凋亡的细胞首先收缩变圆，与周围细胞相分离；然后细胞核和细胞质浓缩，细胞膜内陷将细胞分割为凋亡小体（apoptosis body）；最后被巨噬细胞吞噬降解。凋亡细胞的凋亡小体有膜包被，内容物不外渗，不会引起炎症反应。通过细胞凋亡，机体可消除有缺陷的受损细胞，调控发育中肢体形态变化。细胞凋亡是阻止癌症发生的主要原因之一，诱导肿瘤细胞发生凋亡可实现对癌症的治疗。因此，是否能诱导肿瘤细胞凋亡成为大多数食药用真菌活性成分是否具抗肿瘤活性的重要指标之一。细胞凋亡信号通路上的主要调控蛋白 Caspase-3、Caspase-9、Bax、PARP、Cytochrome C 及 Fas 等表达上调或被激活，以及细胞凋亡抑制信号 Bcl-2 及 Bcl-xL 等因子表达下调或被抑制已成为检测细胞凋亡的主要指标。研究发现，食药用真菌中的活性成分可调节细胞凋亡信号通路上的信号分子（附图 D-1），如赤芝多糖可提高裸鼠体内的促凋亡基因 Bax 表达、降低抗凋亡基因 Bcl-2 的转录水平，诱导肝癌细胞凋亡；桦褐孔菌子实体的三萜类化合物能激活多种肺癌细胞的 Caspase-3，诱导肿瘤细胞凋亡；香杉芝发酵液既可促进细胞内 Proaspase-3 转变成 Caspase-3，激活细胞内源性凋亡，同时也可上调 FasL 和 Fas 表达，提高 Caspase-8 活性，激活 Fas 介导的外源性凋亡。附表 D-1 总结了近五年来发表的源于食药用真菌的诱导细胞凋亡的活性成分。

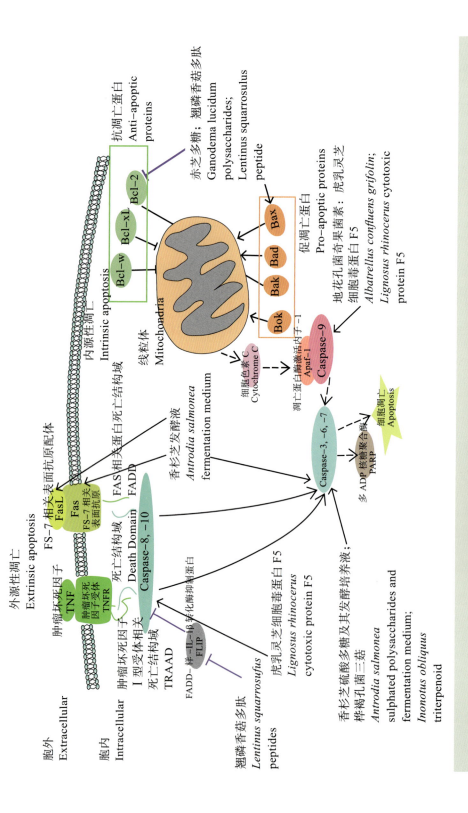

▲ 附图 D-1　细胞凋亡信号通路蛋白是食药用真菌活性成分抗肿瘤的主要靶标

附表 D–1　食药用真菌诱导肿瘤细胞凋亡的活性成分

来源 Origin	活性成分 Active components	凋亡信号相关蛋白 Apoptosis related signaling proteins	细胞株 / 模型 Cell lines/Models
牛樟芝 Antrodia cinnamomea	By–1	Caspase–3 ↑	肺癌癌细胞 A549 Lung cancer cell A549 （2017）
	硫酸多糖 SPS Sulphated polysaccharides（SPS）	Caspase–3 ↑； PARP ↑	肺癌细胞 A549 和 LLC1 Lung cancer cell line A549 and LLC1
翘鳞香菇 Lentinus squarrosulus	多肽 Peptides	Bcl–2 ↓； c–FLIP ↓；Bax ↑	肺癌细胞 H 460 Lung cancer cell H460
桦褐孔菌 Inonotus obliquus	三萜 Triterpenoid	Caspase–3 ↑	肺癌细胞 A549、 H1264、H1299 和 Calu–6 Lung cancer cell line A549，H1264， H1299 and Calu–6
灰树花 Grifola frondosa	糖肽（GFG–3a） Glycopeptide	Caspase–8/3 ↑， Bax ↑，p53 ↑， Bad ↑，Bcl2 ↓， Bcl–xL ↓， PI3K ↓，Akt1 ↓	胃癌细胞 SGC7901 Gastric cancer cell SGC7901
地花孔菌 Albatrellus confluens	酚类化合物（奇果菌素） Phenolic compounds （Grifolin）	Caspase–3 ↑； Caspase–9 ↑	胃癌细胞 BGC823， SGC7901 Gastric cancer cell BGC823，SGC7901
赤芝 Ganoderma lucidum	多糖 Polysaccharides	Bax ↑；Bcl–2 ↓	小鼠体内及肝癌细胞 系 Mice animal model and hepato–carcinoma cell line
虎乳灵芝 Lignosus rhinoceros	细胞毒蛋白 F5 Cytotoxic protein F5	Bax ↑；Bid ↑； Caspase–8 ↑； Caspase–9 ↑； Bcl–2 ↓	乳腺癌细胞 MCF7 Breast cancer cell line MCF7

附录 D　专家讲堂：食药用真菌抗肿瘤机制及临床应用研究进展

（续　表）

来源 Origin	活性成分 Active components	凋亡信号相关蛋白 Apoptosis related signaling proteins	细胞株 / 模型 Cell lines/Models
香杉芝 Antrodia salmonea	发酵培养液 Fermentation medium	Caspase–3 ↑， Caspase–8 ↑； Fasl ↑；Fas ↑	乳腺癌细胞 MDA–MB–23 Breast cancer cell line MDA–MB–23

↑：蛋白表达水平升高；↓：蛋白表达水平降低

　　除诱导细胞凋亡外，食药用真菌活性物质也可通过调控细胞自噬（autophagy）这种细胞程序性死亡方式诱导肿瘤细胞死亡。自噬已被证实与肿瘤的发展密切相关。不同于形成凋亡小体，最后由巨噬细胞吞噬的细胞凋亡过程，在自噬死亡过程中，细胞主要形成自噬体，由自噬体转运细胞内物质到胞内溶酶体进行降解。自噬死亡途径主要由 mTOR（mammalian target of rapamyein）、磷酸肌醇 3- 激酶（PI3K/Akt）及 Beclin-1 等信号通路及信号分子调控。牛樟芝的活性成分 By-1（3–isobutyH–met hoxy–4–[4′–（3–methyl but–2–enyloxy）phenyl]–1H–pyrrole–2，5–dione）能诱导肿瘤细胞发生自噬，从而抑制肺癌细胞增殖；牛樟芝的活性成分 antrodin C 可影响 Akt/mTOR 等自噬信号通路上的关键调控分子，从而抑制肺癌细胞增殖。

2. 阻滞细胞周期完成

　　细胞周期指细胞从上一次有丝分裂结束到下一次有丝分裂结束所经历的整个过程。细胞周期分为 G_1（准备期）、S（DNA 合成期）、G_2（有丝分裂准备期）和 M（分裂期）4 个阶段，是细胞正常生命活动的基本特征。细胞周期的静息和启动控制细胞生长和增殖。细胞周期蛋白（cyclins）、细胞周期蛋白依赖性激酶（cyclin–dependent kinase，CDK）和细胞周期蛋白依赖性激酶抑制剂（cyclin–dependent kinase inhibitor，CDKI）等多种细胞周期调控蛋白相互协调，调控整个细胞周期有序进行，实现细胞稳态。恶性肿瘤中，CDK 等相关细胞周期蛋白过度表达，导致细胞周期的协调作用失衡。已报道的多种食药用真菌中所含活性成分均能够诱导肿瘤细胞周期停滞而抑制肿瘤细胞增殖。例如，云芝糖肽能够抑制 CDK4 的表达而使肿瘤细胞停滞于 G_1 期；牛樟芝中的硫酸多糖 SPS，能够阻滞肿瘤细胞周期于 G_2/M 期。

3. 抑制肿瘤转移

肿瘤转移（cancermetastasis）指肿瘤细胞从原发病灶位置扩散到远处器官的过程，是癌症恶化的主要标志之一。肿瘤转移过程包括以下几个步骤：①肿瘤细胞黏附性下降，从原发部位脱离，穿过细胞外基质（extracellular matrix，ECM）向血液迁移；②迁移的肿瘤细胞通过血液和淋巴循环进入到其他器官，并黏附于器官的血管内皮细胞；③黏附的肿瘤细胞增生，形成新血管供养并快速生长，最终形成新的肿瘤转移灶。因此，细胞黏附性对肿瘤细胞迁移至关重要。影响肿瘤细胞黏附性的关键分子包括上皮性钙黏着蛋白（epithelial cadherin，E-cadherin）和整合素（integrin）。E-cadherin 水平升高能使肿瘤细胞之间的同质黏附作用增强，难以脱离原发瘤。整合素与肿瘤细胞与细胞外基质之间的异质黏附作用相关。整合素与黏着斑激酶（focal adhesion kinase，FAK）结合后，促使 FAK 发生磷酸化，激活 PI3K/Akt、MAPK 等信号通路上的下游信号分子，促进肿瘤细胞与细胞外基质之间形成黏着斑，增加肿瘤细胞的迁移和侵袭。此外，影响肿瘤转移过程的其他靶向分子还包括可降解细胞外基质增强肿瘤转移作用的基质金属蛋白酶（matrix metalloproteinase，MMP）及由肿瘤细胞分泌促进肿瘤周围血管生成的血管内皮生长因子（vascular endothelial growth factor，VEGF）等。目前，食药用真菌中很多活性组分能特异性抑制肿瘤转移过程的关键分子靶点。例如，牛樟芝倍半萜内酯（antrocin）可诱导膀胱癌 5637 细胞 E-cadherin 表达增加，降低 FAK 和桩蛋白（paxillin）的磷酸化水平，抑制肿瘤细胞迁移和侵袭。云芝水提物能降低肿瘤细胞 MMP-9 蛋白表达水平，抑制 4T1 乳腺癌细胞迁移和侵袭，从而显著抑制癌细胞在 4T1 荷瘤小鼠体内转移。云芝子实体多糖可降低 VEGF 基因在小鼠肝内的表达、减少血管生成，从而抑制肝癌转移。

表皮间质转化（epithelial mesenchymal transition，EMT）与肿瘤转移高度相关。EMT 发生过程中，间质细胞分子标志物（如 N-cadherin 和 vimentin）、转录因子（如 Snail 和 Slug 等）、黏附分子、细胞骨架等蛋白的表达水平改变，从而导致细胞丧失极性、获得高移动能力及失巢凋亡抗性（anoikisresistance）。抑制 EMT 发生是抗肿瘤药物发挥作用的潜在机制之一。来源于牛樟芝子实体的 TMC（2，3，5-trimethoxy-4-cresol）、Anticin-A 和来源于 L. crinitus 的 Panepoxydone 均可抑制 EMT 发生，从而表现出显著的抗肿瘤活性。

（二）间接作用

食药用真菌的活性成分除了直接作用于肿瘤细胞，改变肿瘤细胞的信号通路、诱导肿瘤细胞发生凋亡、抑制肿瘤细胞的增殖和转移外，还可以通过其他间接的方式，例如调节机体免疫系统、肠道菌群等来影响肿瘤细胞的生存和迁移。

1. 调节免疫系统

机体免疫系统通过细胞免疫和体液免疫，实现对肿瘤细胞的免疫监视和杀灭作用。在细胞免疫中，各种免疫细胞，如 T 淋巴细胞、巨噬细胞、自然杀伤细胞（natural killer cell, NK 细胞）和树突状细胞（dendritic cell，DC 细胞）是主要的执行者，通过特异性或非特异性的互相协作来识别和清除肿瘤细胞。然而，肿瘤细胞可通过表面抗原分子表达下调，分泌免疫抑制因子、招募免疫抑制细胞等手段抑制免疫系统对肿瘤细胞的清除，逃避免疫监视，从而诱发癌症或引起癌症恶化。食药用真菌的一些活性成分可通过增加免疫细胞数量，重新激活机体受抑制的免疫系统，发挥抗肿瘤作用。例如，云芝糖肽 PSK 和多糖 CVE 可显著增加小鼠体内 CD4$^+$T 细胞数量，抑制肝癌细胞生长。姬松茸水提物 andosan 促进 Th1 细胞增殖，可降低小鼠肠道肿瘤的发生。刺芹侧耳菌丝体多肽刺激巨噬细胞释放 TNF-α 和 IL-6，可增强巨噬细胞的吞噬能力。棕榈生微皮伞杂多糖 MFPS1 刺激 NK 细胞活化并加强 NK 细胞与肿瘤细胞结合以杀死肿瘤细胞。金针菇多糖 FVPA1 可显著增强 NK 细胞对 K562 肿瘤细胞的杀伤作用。金针菇多糖 FVPB2 诱导小鼠脾淋巴细胞的增殖，激活 B 细胞，促进其分泌 IgM 和 IgG。牛樟芝多糖和灰树花 α- 葡聚糖 YM-2A 均直接激活 DC 细胞，并促进 DC 细胞的增殖。

食药用真菌所含活性成分除直接激活免疫细胞外，还可诱导免疫细胞分泌细胞因子、细胞因子受体和趋化因子。细胞因子、细胞因子受体和趋化因子不仅能够调节各种免疫细胞的活力和平衡，某些细胞因子如干扰素 γ（IFN-γ）、白介素（IL-2、IL-6、IL-12）、肿瘤坏死因子（TNF）等还能作用于肿瘤细胞对其产生毒性。灰树花子实体超微粉可增加 Hep-A-22 荷瘤小鼠血清中 IFN-γ 和 IL-2 含量。刺芹侧耳菌丝体多肽刺激巨噬细胞释放 TNF-a 和 IL-6。云芝中活性成分 PSK 激活 DC 细胞产生 IL-12、TNF-α 和 IL-6 等促炎细胞因子；酸溶性多糖诱导小鼠血清中 IFN-γ 和 TNF-α 水平的显著升高；云芝中的蛋白质结合多糖 PBP 显著上调乳腺癌 MCF-7 细胞中 TNF-α；云芝多糖 CVE 维持血清 IgG 水平来影响 HepA 肝癌细胞生长。棕榈生微皮伞杂多糖 MFPS1 刺激小鼠巨噬细胞 RAW 264.7 产生细胞因子 IFN-γ、IL-6 和 TNF-α，促进 T 细胞的活化和成熟，同时也刺激 B 细胞增殖和分化，进一步参与调节体液免疫。

2. 影响胃肠道菌群的生长

驻留在人类肠道中的大量微生物形成的共生菌群与人类疾病关系密切。就胃肠道菌群与肿瘤的关系来说，除已证实某些病原微生物侵染可能直接与肿瘤发生相关外，胃肠道菌群还可直接影响抗肿瘤药物的吸收、代谢、治疗效果和不良反应。同时，肠道菌群还作为肿瘤微环境中的重要因素，直接影响胃肠道肿瘤细胞的生长和扩散。此外，肠道菌群是黏膜免疫系统的重要组成部分，产生的次生代谢物、对食物的利用分解等可能影响肠道黏膜炎症等疾病的发生。鉴于胃肠道菌群与肿瘤的密切联系，在利用食药用真菌活性组分开发潜在抗肿瘤药物研究中，已有研究者开始关注食药用真菌对胃肠道菌群的影响。赤芝是重要的药用真菌，已应用于多种肿瘤治疗的临床研究。赤芝子实体来源的高分子量多糖可改变肥胖发病相关的胃肠道微生物的组成。来源于猴头菌的蛋白HEP3可调节胃肠道菌群的组成和次生代谢，激活 T 细胞的增殖和分化。虽然食药用真菌对微生物组成的影响已有一定的实验证据支持，但造成微生物改变的具体分子机制，及其对肿瘤的发生和治疗的影响还有待进一步深入的研究和探索。

3. 抗氧化作用

食药用真菌活性成分还可通过抗氧化作用来发挥其抗肿瘤活性。生物氧化为生物体提供能量。超氧化物歧化酶（superoxide dismutase，SOD）和过氧化氢酶（catalase，CAT）相互作用，快速地消除生物氧化反应中产生的自由基，到达氧化抗氧化的平衡。然而，炎症发生、药物毒理作用、辐射、化学物质等有害刺激可能降低 SOD 及 CAT 的活力、打破生物体氧化抗氧化平衡，生物体进入氧化应激（oxidative stress，OS）状态。在氧化应激状态下，体内将产生大量活跃且不稳定自由基。自由基清除不及时，将损害 DNA 结构，引起基因突变，从而可能导致肿瘤发生。据报道，黑木耳多糖可提高 S180 荷瘤小鼠血液 SOD 和 CAT活力，消除体内自由基，发挥抗肿瘤作用。金针菇和黑木耳的醇提物可有效地清除 DPPH 自由基（1，1-dipheny-2-picrylhydrazyl），发挥抗氧化作用。此外，裂盖马鞍菌（巴楚蘑菇）、刺芹侧耳菌丝体多肽、云芝子实体多糖均具有清除自由基的活性。

二、临床研究

目前，已有多项来源于食药用真菌的抗肿瘤活性成分应用于临床研究或治疗中。截至 2019 年 10 月 28 日，美国 FDA 临床试验网站（Clinicaltrials.gov）上食药用真菌应用于肿瘤治疗方面的相关临床研究登记记录为 13 项；我国专利数据库中记录了多种食药用真菌的抗肿瘤活性成分，在国家药品监督管理局（China Food and Drug Administration, CFDA，www.Chinadrugtrials.org.cn）登记的应用于肿瘤治疗的临床研究为 3 项。

基于灵芝多糖促进骨髓细胞分裂增殖、蛋白质及核酸合成，从而提升白细胞数的活性，2010 年 CFDA 批准灵芝多糖为白细胞减少症和化疗及放化疗联合治疗所致造血损伤的辅助性药物（国药准字 Z22022112&Z36021232，2010 年）。使用灵芝孢子胶囊、灵芝孢子多糖胶囊治疗非小细胞肺癌、胃癌（Ⅱ期及Ⅳ期）和大肠癌（Ⅲ期和Ⅳ期）的临床实验正在进行中 [CFDA 登记号 CTR20160107（2015 年起）和 CTR20130919（2013 年起）]。此外，灵芝提取物还作为乳腺癌化疗辅助成分应用于临床 Ⅰ 和 Ⅱ 期研究中（美国，FDA 登记号 NCT02486796，2015—2018 年）。研究显示，灵芝提取物可缓解化疗导致的免疫抑制，增强患者的免疫功能。肺癌患者口服灵芝片 3 个月后，与口服安慰剂的对照组相比，灵芝组患者血清 TNF-a 水平显著升高，血清可溶性白介素 -2 受体（sIL-2R）水平降低；化疗同时服用灵芝胶囊患者的 T 淋巴细胞亚群百分率、NK 细胞活性比单纯化疗对照组高；化疗同时口服破壁灵芝孢子粉的非小细胞肺癌患者外周血 T 细胞亚群 $CD3^+$、$CD4^+$，$CD4^+/CD8^+$ 水平高于对照组。

云芝提取物被广泛用于乳腺癌辅助性治疗食品（临床Ⅳ期，西班牙，FDA 登记号 NCT00647075，2008—2010 年）、乳腺癌治疗（临床 Ⅰ 期，美国，Masonic 癌症中心，NCT00680667，2008—2017 年）及转移性前列腺癌症治疗（临床 I 期，美国，FDA 登记号 NCT01685489，2012—2015 年）。48 例中晚期肺癌患者用云芝糖肽胶囊配合化疗治疗后，与对照组相比，患者的肿瘤缩小程度更高，症状得到明显改善。乳腺癌患者服用云芝丹参胶囊后，体内 CD4$^+$T 淋巴细胞和 B 淋巴细胞数量增加，CD4$^+$/CD8$^+$ 的比值明显升高。

双孢蘑菇提取物用于防治乳腺癌（临床 I 期，美国，FDA 登记号 NCT00709020，2008—2015 年）和前列腺癌（临床 I 期，美国，FDA 登记号 NCT00779168，2008—2020 年）的复发。在为期 3 个月的实验中，处理组患者每天口服两次双孢蘑菇的提取物，每次剂量 4～14g，36% 的患者（13/36）的前列腺癌复发主要分子标志物 PSA（prostate specific antigen）的水平降低。姬松茸提取物应用于经高剂量化疗的多发性骨髓瘤患者的临床 II 期研究（挪威，FDA 登记号 NCT00970021，2009—2014 年）。这项由 39 名患者参与的，为期 7 周的临床研究表明，经化疗的骨髓瘤患者每天饮用 60ml 的姬松茸提取物，可显著提高其血清中 IL-1ra、IL-5、IL-7 等细胞因子浓度，提升免疫球蛋白 KIR（killer immunoglobulin receptor）基因及 HLA（human leukocyte antigen）基因的表达水平。

三、展望

尽管临床研究的数据表明食药用真菌的抗肿瘤活性成分在肿瘤防治中具有巨大的发展潜力，但目前其应用仍然存在下列问题：①成分复杂多样。现已明确了部分食药用真菌抗肿瘤活性成分的结构，如虎乳灵芝细胞毒蛋白 F5、桦褐孔菌三萜化合物、赤芝多糖、香菇多肽等。抗肿瘤成分的复杂多样性使分离纯化食药用菌中的抗肿瘤活性成分，并确定其具体结构具有一定的难度；②作用靶点不清。食药用真菌活性成分复杂多样的结构，对应着其抗肿瘤功能和机制的复杂性。食药用真菌活性成分的抗肿瘤机制包括了调节细胞凋亡、自噬、周期抑制、迁移抑制、调节免疫系统等诸多方面，可能还涉及针对一定基因型的特异性。活性成分的作用靶点尚未完全阐释清楚，在很大程度上限制了食药用真菌的临床研究和转化应用；③活性成分制备困难。在食药用真菌中，天然存在的抗肿瘤活性成分的含量较低。经分离纯化得到活性成分的流程较为复杂，难以大规模的制备而获得足够量的天然活性成分用于临床实验及治疗。部分临床实验研究仍使用食药用真菌的菌丝体和粗提物等。临床实验中通过口服食药用真菌提取物治疗肿瘤一般需用到克，与化学药物的毫克级别差异显著。

近年来，利用高通量测序法建立了一些食用药真菌（如云芝）的全基因组数据库。同时，分析技术的发展如高分辨率质谱的应用，极大推进了抗肿瘤活性成分的结构分析；结合多个天然活性物质数据库，可帮助快速确定分离到的抗肿瘤活性成分结构。此外，合成生物学蓬勃发展，为活性成分的生物制备提供了新思路，使未来大量生产制备具有稳定活性的抗肿瘤成分成为可能。在解析食药用真菌活性成分靶点的研究工作中，重新建立靶向治疗、肿瘤免疫治疗、微生物调节的整体思路，将有助于进一步从食药用真菌的巨大宝藏中开发抗肿瘤药物先导化合物。

——编者注：本文摘自徐柳倩，吴丹丹，刘月，等，食药用真菌抗肿瘤机制及临床应用研究进展［J］．食用菌学报，2020，27（3）：10．

附录D　专家讲堂：食药用真菌抗肿瘤机制及临床应用研究进展

参考文献

[1] 陈康林 . 中国抗肿瘤大型药用真菌图鉴 [M]. 北京：科学出版社，2013.

[2] 周存山，马海乐 . 桑黄及其药理作用研究进展 [J]. 食用菌，2005，27（2）：50-51,54.

[3] 赵澜，张红锋 . 桑黄粗多糖对肿瘤细胞增殖及转移相关能力的抑制作用 [J]. 华东师范大学学报（自然科学版），2008（2）：78-84.

[4] 车会莲，孟繁岳，杜杰，等 . 桑黄提取物对肿瘤生长和细胞免疫功能的影响 [J]. 中国公共卫生，2005，21（1）：79-81.

[5] 王清，沈业寿，赵浩如 . 桑黄子实体水提物抗肿瘤和抗环磷酰胺致突变作用研究 [J]. 食用菌，2006，28（5）：57-59.

[6] 赵澜 . 桑黄多糖的抗肿瘤及抗血管生成作用 . 上海：华东师范大学，2007.

[7] 于立竖，丁郁，姚养正 . 云芝提取物的抗肿瘤作用及其作用时相问题 [J]. 陕西新医药，1980（2）.

[8] 祝绚，鲍依稀，李进，等 . 云芝、丹参对 EAC 荷瘤小鼠的抗肿瘤及免疫调节的作用 [J]. 免疫学杂志，2008，24（3）：275-278.

[9] 胡其乐，王泓，沈炜明，等 . 国产云芝多糖对小鼠抗肿瘤免疫反应的促进作用 [J]. 中国抗生素杂志，1988，13（6）：425-431.

[10] 宋高臣，于英军，管宇，等 . 树舌多糖 GF 注射液与环磷酰胺联合抗肿瘤作用的实验研究 [J]. 中医药信息，2004，21（6）：49-50.

[11] 周忠波 . 树舌灵芝化学成分及体外抗肿瘤活性研究 . 长春：吉林农业大学 2005.

[12] 李荣辉，梁启超，魏韬，等 . 树舌多糖抗肿瘤的研究进展 [J]. 微量元素与健康研究，2012，29（4）：58-61.

[13] 周忠波，马红霞，图力古尔 . 树舌灵芝粗提物体外抗肿瘤作用的研究 [J].

时珍国医国药，2007,18（7）：1649-1650.

[14] 昝立峰，包海鹰.粗毛纤孔菌的研究进展 [J].食用菌学报，2011,18（1）：78-82.

[15] 王占斌，孙常雁，李德海.粗毛纤孔菌子实体多糖的提取及免疫功能研究 [J].食品工业科技，2011（12）：383-386，431.

[16] 陆勇芹，周文明，王琦，等.木蹄层孔菌化学成分及不同提取物体外抗肿瘤活性研究 [J].西北林学院学报，2007，22（4）：131-134.

[17] 何晓义，沈先荣，刘琼，等.木蹄复方体外抗肿瘤作用的实验研究 [J].中国实验方剂学杂志，2013，19（3）：188-191.

[18] 黄天姿，杜德尧，陈永强，等.木蹄层孔菌子实体化学成分及对肿瘤细胞的抑制作用的研究 [J].菌物学报，2012，31（5）：775-783.

[19] 刘量，郑维发，周守标.木蹄层孔菌乙醇提取物对肿瘤细胞的抑制作用 [J].论著，2005，17（2）：104-106.

[20] 陶美华，陈玉婵，李冬利，等.针层孔菌（Phellinus sp.）P11 提取物体外抗肿瘤活性研究 [J].中药材，2011（8）：1260-1263.

[21] 陈卫国，肖细林，高劲松，等.松生拟层孔菌子实体乙醇提取物体外抑瘤作用初探 [J].湖北中医药大学学报，2011，13（3）：16-18.

[22] 张问，焦燕，李航，等.裂蹄木层孔菌抗肿瘤作用及其机制研究 [J].中草药，2011，42（10）：2047-2050.

[23] 刘云，胡姗姗，朱欣婷，等.裂蹄木层孔菌醋酸乙酯萃取物抗肿瘤活性初探 [J].时珍国医国药，2012，23（9）：2234-2236.

[24] 刘云，胡珊珊，朱欣婷.裂蹄木层孔菌乙酸乙酯萃取物对人肝癌细胞 SMMC-7721 的抑制作用研究 [J].中国民族民间医药，2012，21（17）：59-60.

[25] 陈士瑜.蕈菌医方集成 [M].上海：上海科学技术文献出版社，2000.

[26] 刘启尊.桦褐孔菌胞外多糖抗肿瘤及免疫调节作用研究.长春：吉林农业大学，2014.

[27] 张慧丽，杨松，李玉，等.桦褐孔菌多糖的提取及对肝癌细胞 SMMC7721 的抗增殖的研究 [J].中国食用菌，2006，25（2）：31-33.

[28] 王文娟，雒向宁，马晓军，等.5 种桦褐孔菌提取物对人肝癌细胞 HePG2 及 SMMC7721 增殖的影响 [J].陕西中医，2013，34（11）：1539-1542.

[29] 张丽萍，苗春燕，张秉信.红缘层孔菌多糖 FP_2 的结构与体外抗肿瘤作用的研究 [J].东北师大学报自然科学版，1994（2）：74-78.

[30] 张丽萍，苗春燕，许丽艳.红缘层孔菌多糖对小鼠核算蛋白质合成及对肿瘤 S-180 病毒 CBV_3、HSV- Ⅰ 细胞增殖的影响 [J].东北师大学报自然科学版，1993（2）.

[31] 拉喜那木吉拉，包海鹰，图力古尔.松萝属地衣类化学成分及药理活性研究进展 [J].中国中药杂志，2013，38（4）：539.

[32] 黄小波，林海萍.药用菌竹黄的药用价值及资源保护 [J].安徽农业科学，2009，37（28）：13589-13590，13595.

[33] 余竞光，翟云凤.薄盖灵芝化学成分的研究 [J].药学学报，1979，14（6）.

[34] 王立松.中国药用地衣图鉴 [M].云南：云南科技出版社，2013：72.

[35] 裘洁，宋捷民.蝉花的药理作用研究进展 [J].中国民族民间医药，2009，18（9）：4-6.

[36] 王晓洁，蔡德华，杨立红，等.金顶侧耳多糖体外抗肿瘤作用的研究 [J].食用菌学报，2005，12（1）：9-13.

[37] 贺新生.四川盆地蕈菌图志 [M].北京：科学出版社，2011：198.

[38] 卯晓岚.中国药用真菌 [M].北京：科学出版社，2013：624.

[39] 程锁明，王航宇，李国玉，等.中药白僵蚕的研究进展 [J].农垦医学，2012，34（5）：443-448.

[40] 药明康德.它杀死了 90% 的癌症患者这位 NIH 科学家想要改变现状 [OL].[2021-12-20].https://med.sina.com/article_detail_103_2_71895.html.

[41] 袁会成，齐玉秀，赵良存.多糖抗肿瘤作用机制及临床应用研究进展 [J].甘肃科技，2019，35(13)：107-111.

[42] WARGO JA, REUBEN A, COOPER ZA, *et al*. Immune effects of chemotherapy, radiation, and targeted therapy and opportunities for combination with immunotherapy[J]. Seminars in Oncology, 2015, 42(4): 601-616.

[43] AYEKA PA. Potential of mushroom compounds as immunomodulators in cancer immunotherapy: a review[J]. Evidence-Based Complementary Alternative Medicine Journal, 2018, 2018(7271509): 1-10.

[44] 王谦，贾震.食药用真菌的药理作用研究进展 [J].医学研究与教育，2010，

27(5)：67–70.

[45] FRIEDMAN M. Mushroom polysaccharides: chemistry and antiobesity, antidiabetes, anticancer, and antibiotic properties in cells, rodents, and humans[J]. Foods, 2016，5(4): 1–40.

[46] JAYACHANDRAN M, XIAO J, XU B. A critical review on health promoting benefits of edible mushrooms through gut microbiota[J]. International Journal of Molecular Sciences, 2017, 18(1934): 1–12.

[47] JIANG YF, CHANG YJ, LIU Y, et al. Overview of Ganoderma sinense polysaccharide–an adjunctive drug used during concurrent chemo/ radiation therapy for cancer treatment in China[J]. Bio medicine and Pharmacotherapy, 2017, 96: 865–870.

[48] GRILO AL, MANTALARIS A. Apoptosis: a mammalian cell bioprocessing perspective[J]. Biotechnology Advances, 2019, 37(3): 459–475.

[49] KERR JF, WYLLIE AH, CURRIE AR. Apoptosis: a basic biological phenomenon with wide-ranging implications in tisue kinetics[J]. British Jourmal of Cancer, 1972, 26: 239–257.

[50] BAGCI EZ，VODOVOTZ Y, BILLIAR TR, et al. Bistability in apoptosis: roles of bax，bcl–2，and mitochondrial permeability transition pores[J]. Biophysical Journal, 2006, 90(5): 1546– 1559.

[51] PORTT L, NORMAN G, CLAPP C, et al. Anti–apoptosis and cell survival: a review[J]. Biochimica et Biophysica Acta(BBA)Molecular Cell Research, 2011, 1813(1): 238–259.

[52] YAP HYY, TANNH, NG ST, et al. Molecular attributes and apoptosis inducing activities of a putative serine protease isolated from tiger milk mushroom(Lignosus rhinocerus)sclerotium against breast cancer cells in vitro[J]. PeerJ, 2018, 6: e4940.

[53] PISTRITTO G, TRISCIUOGLIO D, CECI C, et al. Apoptosis as anticancer mechanism: function and dysfunction of its modulators and targeted ther apeutic strategies[J]. Aging, 2016, 8(4): 603–619.

[54] 邢会军，侯霄，孙勇，等 . 灵芝多糖对小鼠胃肿瘤活性的体内外抑制作用 [J]. 中国实验方剂学杂志 , 2017, 23(13): 116–120.

[55] BAEK J, ROH HS, BAEK KH, *et al*. Bioactivity-based analysis and chemical characterization of cytotoxic constituents from chaga mushroom(Inonotus obliquus)that induce apoptosis in human lung adenocarcinoma cells[J]. Journal of Ethnopharmacology, 2018, 224: 63-75.

[56] CHANG CT, KORIVI M, HUANG HC, *et al*. Inhibition of ROS production, autophagy or apoptosis signaling reversed the anticancer properties of antrodia salmonea in triple- negative breast cancer (mda-mb-231) cells[J]. Food and Chemical Toxicology, 2017, 103: 1-17.

[57] FERREIRA IC, HELENO SA, REIS FS, *et al*. Chemical features of Ganoderma polysaccharides with an tioxidant, anti turmor and antimicrobial activities[J]. Phytochemistry, 2015, 114: 38-55.

[58] PRATEEP A, SUMKHEMTHONG S, SUKSOMTIP M, *et al*. Peptides extracted from edible mushroom: Lentinus squarrosulus induces apoptosis in human lung cancer cells[J]. Pharmaceutical Biology, 2017, 55(1): 1792-1799.

[59] LU MK, LIN TY, CHAO CH, *et al*. Molecular mechanism of antrodia cinnamomea sulfated polysaccharide on the suppression of lung cancer cell growth and migration via induction of transforming growth factor beta receptor degradation[J]. International Journal of Biological Macromolecules, 2017, 95: 1144-1152.

[60] WU ZJ, LI Y. Grifolin exhibits anti-cancer activity by inhibiting the development and invasion of gastric tumor cells[J]. Oncotarget, 2017, 8(13): 21 454-21 460.

[61] CUI FJ, ZAN XY, LI YH, *et al*. Grifola frondosa glycoprotein GFG-3a arrests S phase, alters proteome, and induces apoptosis in human gastric cancer cells[J]. Nutrition and Cancer, 2016, 68(2): 267-279.

[62] WANG WH, WANG LY, YANG HR, *et al*. Antitumor effect of By-1 from spent broth from submerged cultures of stout camphor medicinal mushroom, Taiuanofungus camphorat us (higher basidiomycetes), on a549 adenocarcinoma cells[J]. International Journal of Medicinal Mushrooms, 2017, 19(3): 225-232.

参考文献

[63] DIKIC I, ELAZAR Z. Mechanism and medical implications of mammalian autophagy[J]. Nature Reviews Molecular Cell Biology, 2018, 19(6): 349–364.

[64] YANG HR, SUN WB, ZHANG JS, et al. Autophagy inhibition enhances SPCA–1 cell proliferation inhibition induced by By–1 from the stout camphor medicinal mushroom, Taivwanofungus camphoratus (agaricomycetes)[J]. International Journal of Medicinal Mushrooms, 2018, 20(4): 321–335.

[65] WANG WH, YANG HR, DENG J, et al. Increased inhibition effect of antrodinc from the stout camphor medicinal mushroom, Taiuanofungus camphoratus (agaricomycetes), on a549 through crosstalk between apoptosis and autophagy[J]. 2019, 21(6): 595–610.

[66] YANG HR, BAI X, ZHANG HN, et al. Antrodin C, an NADPH dependent metabolism, encour ages crosstalk between autophagy and apoptosis in lung carcinoma cells by use of an AMPK inhibition independent blockade of the Akt/ mTOR pathway[J]. Molecules, 2019, 24(5): 933.

[67] ROY D, SHENG GY, HERVEs, et al. Interplay between cancer cell cycle and metabolism: challenges, targets and therapeutic opportunities[J]. Biomedicine and Pharmacotherapy, 2017, 89: 288–296.

[68] 张京玉，王清龙，侯学会，等. 具有嘌呤结构的细胞周期蛋白依赖性激酶抑制剂研究进展 [J]. 有机化学，2015，35(5)：1022–1032.

[69] MADDIKA S, ANDE SR, PANIGRAHI S, et al. Cell survival, cell death and cell cycle pathways are interconnected: implications for cancer therapy[J]. Drug Resistance Updates, 2007, 10(1–2): 13–29.

[70] MALUMBRES M, BARBACID M. Cell cycle, CDKs and cancer: a changing paradigm[J]. Nature Reviews Cancer, 2009, 9(3): 153–166.

[71] PAIER CRK, MARANHAO SS, CARNEIRO TR, et al. Natural products as new antimitotic compounds for anticancer drug development[J]. Clinic, 2018, 73(suppl 1): e813s.

[72] LU sQ, TIANJ, SUN WB, et al. Bis naphthoY–pyrones from fungi and their bioactivities[J]. Molecules, 2014, 19(6): 7169–7188.

[73] QI CX, GAO WX, GUAN DYZ, *et al*. Butenolides from a marinederived fungus aspergillus terreus with an titumor activities against pancreatic ductal adenocarcinoma cells[J]. Bioorganic and Medicinal Chemistry, 2018, 26(22): 5903–5910.

[74] 祝绚，鲍依稀，李进，等. 云芝糖肽丹参酮 α 对荷瘤小鼠的抗肿瘤及免疫调节作用 [J]. 中医中药与免疫, 2008, 24(6): 526–529.

[75] BRAVO-CORDERO JJ, HODGSON L, CONDEELIS J. Directed cell invasion and migration during metastasis[J]. Current Opinion in Cell Biology, 2012, 24(2): 277–283.

[76] CLARK AG, VIGNEVIC DM. Modes of cancer cell invasion and the role of the microenvironment[J]. Current Opinion in Cell Biology, 2015，36: 13–22.

[77] HAN TY, KANG D, JI DK, *et al*. How does cancer cell metabolism affect tumor migration and invasion? [J]. Cell Adhesion and Migration, 2013, 7(5): 395–403.

[78] KRAMER N, WALZL A, UNGER C, *et al*. In vitro cell migration and invasion assays[J]. Mutation Research, 2013, 752(1): 10–24.

[79] JIANG WG, SANDERS AJ, KATOH M, *et al*. Tissue invasion and metastasis: molecular, biological and clinical perspectives[J]. Seminars in Cancer Biology, 2015, 35(Supp): S244–S275.

[80] NAGELKERKE A, BUSSINK J, ROWAN AE, *et al*. The mechanical microenvironment in cancer: how physics affects tumours[J]. Seminars in Cancer Biology, 2015，35: 62–70.

[81] CHIU KY, WU CC, CHIA CH, *et al*. Inhibition of growth, migration and invasion of human bladder cancer cells by antrocin, a sesquiterpene lactone isolated from Antrodia cinnamomea, and its molecular mechanisms[J]. Cancer Letters, 2016, 373(2): 174–184.

[82] LUO KW, YUE GG, KO CH, *et al*. In vivo and in vitro anti-tumor and anti-metastasis effects of Coriolus versicolor aqueous extract on mouse mammary 4T1 carcinoma[J]. Phytomedicine, 2014, 21(8–9): 1078–1087.

参考文献

[83] 刘瑞，侯亚义，张伟云，等 . 云芝子实体提取物的抗肿瘤作用研究 [J]. 医学研究生学报 , 2004, 17(5): 413–419.

[84] THIERY JP, ACLOQUE H, HUANG RYJ, *et al*. Epithelial–mesenchymal transitions in development and disease[J]. Cell, 2009, 139(5): 871–890.

[85] LAMOUILLE s, XU J, DERYNCK R. Molecular mechanisms of epithelial–mesenchymal transition[J]. Nature Reviews Molecular Cell Biology, 2014, 15(3): 178–196.

[86] ARORA R, YATES C, GARY BD, *et al*. Panepoxydone targets NF–kB and FOXM1 to inhibit proliferation, induce apoptosis and reverse epithelial to mesenchymal transition in breast cancer[J]. PLoS One, 2014, 9(6): e98370.

[87] CHANVORACHOTE P, CHAMNI S, NINSONTIA C, *et al*. Potential anti–metastasis natural compounds for lung cancer[J]. Anticancer Research, 2016, 36(11): 5707–5717.

[88] KUMAR KJS, VANI MG, HSIEH HW, *et al*. Antcin–A modulates epithelia–to–mesenchymal transition and inhibits migratory and invasive potentials of human breast cancer cells via p53–mediated miR–200c activation[J]. Planta Medica, 2019, 85(9–10): 755–765.

[89] 宁波 . 肿瘤免疫与肿瘤免疫逃逸机制 [J]. 中国实用妇科与产科杂志，2000，16(6)：339–340.

[90] 杜芳，王立东 . 机体免疫反应与肿瘤发生的理性思考 [J]. 医学与哲学，2005，26(6)：66–71.

[91] LE BOURGEOIS T, STRAUSS L, AKSOYLAR HI, *et al*. Targeting T cell metabolism for improvement of cancer immunotherapy[J]. Frontiers in Oncology, 2018, 8(237): 1–17.

[92] MCALLISTER SS, WEINBERG RA. The tumour–induced systemic environment as a critical regulator of cancer progression and metastasis[J]. Nature Cell Biology, 2014, 16(8): 717–727. .

[93] JOYCE JA, FEARON DT. T cell exclusion, immune privilege, and the tumor microenvironment[J]. Science, 2015, 348(6230): 74–80.

[94] ENGEL AL, SUN GC, GAD E, *et al*. Protein–bound polysaccharide activates dendritic cells and enhances ova–specific T cell response as vaccine

adjuvant[J]. Immunobiology, 2013, 218(12): 1468–1476.

[95] KANG SC, KOO HJ, PARK S, *et al*. Effects of beta–glucans from Coriolus versicolor on macrophage phagocytosis are related to the Akt and CK2/Ikaros[J]. International Journal of Biological Macromolecules, 2013, 57: 9–16.

[96] HETLAND G, EIDE DM, TANGEN JM, *et al*. The Agaricus blazei–based mushroom extract, andosan, protects against intest inal tumorigenesis in the a/j min/+mouse[J]. PLoS One, 2016，11(12): e0167754.

[97] SUN YN, HU XL, LI WX. Antioxidant, anti turmor and immunostimulatory activities of the polypeptide from Pleurotus erymgi mycelium[J]. International Journal of Biological Macromolecules, 2017, 97: 323–330.

[98] DATTA HK, DAS D, KOSCHELLA A, *et al*. Structural elucidation of a heteropolysaccharide from the wild mushroom Marasmiellus palmivorus and its immune assisted anticancer activity[J]. Carbohydrate Polymers, 2019, 211: 272–280.

[99] JIA W, FENG J, ZHANG JS, *et al*. Structural characteristics of the novel polysaccharide FVPA1 from winter culinary– medicinal mushroom, Flammulina velutipes (agaricomycetes), capable of enhancing natural killer cell activity against k562 tumor cells[J]. International Journal of Medicinal Mushrooms, 2017, 19(6): 535–546.

[100] WANG WH, ZHANG JS, FENG T, *et al*. Structural elucidation of a polysaccharide from Flammulina velutipes and its immunomodulation activities on mouse B lymphocytes[J]. Scientific Reports, 2018, 8(1): 3120.

[101] LIN CC, PAN IH, LI YR, *et al*. The adjuvant effects of high– molecule– weight polysaccharides purified from Antrodia cinnamomea on dendritic cell function and DNA vaccines[J]. PLoS One, 2015, 10(2): e0116191.

[102] MASUDA Y, NAKAYAMA Y, MUKAE T, *et al*. Maturation of dendritic cells by maitake alpha–glucan enhances anti–cancer effect of dendritic cell vaccination[J]. International Immunopharmacology, 2019, 67(2): 408–416.

[103] 周郁，周仲毅. 肿瘤细胞因子基因治疗的研究现状 [J]. 西北国防医学杂志，2001，22(1)：66–67.

参考文献

[104] 刘佳，包海鹰，白日忠，等 . 灰树花孔菌超微粉体内抗肿瘤作用研究 [J]. 菌物学报，2018，37(2)：226–236.

[105] PAWLIKOWSKA M, JE DRZEJEWSKI T, PIOTROWSKI J, et al. Fever-range hyperthermia inhibits cells immune response to proteinrbound polysaccharides derived from Coriolus versicolor extract[J]. Molecular Immunology, 2016, 80: 50–57.

[106] 葛唯佳，赵岩，图力古尔，等 . 杂色云芝酸溶性多糖对 h22 荷瘤小鼠的抗肿瘤作用 [J]. 西北农林科技大学学报，2018，46(1)：8–14.

[107] ROY S, TRINCHIERI G. Microbiota: a key orchestrator of cancer therapy[J]. Nature Reviews Cancer, 2017, 17(5): 271–285.

[108] GARRETT WS. Cancer and the microbiota[J]. Science, 2015, 348(6230): 80–86.

[109] CHANG CJ, LINCS, LUCC, et al. Ganoderma lucidum reduces obesity in mice by modulating the composition of the gut microbiota[J]. Nature Communications, 2015, 6: 7489.

[110] CHEN DL, ZHENG CQ, YANG J, et al. Immunomodulatory activities of a fungal protein extracted from Hericium erinaceus through regulating the gut microbiota[J]. Frontiers in Immunology, 2017, 8: 666.

[111] LIOU GY, STORZ P. Reactive oxygen species in cancer[J]. Free Radical Research, 2010, 44(5): 479–496.

[112] TOYOKUNI S. Oxidative stress as an iceberg in carcinogenesis and cancer biology [J]. Archives of Biochemistry and Biophysics, 2016, 595: 46–49.

[113] 黄滨南，张秀娟，邹翔，等 . 黑木耳多糖抗肿瘤作用的研究 [J]. 哈尔滨商业大学学报 (自然科学版)，2004，20(6)：648–651.

[114] SUN XW, SUN YP, ZHANG QB, et al. Screening and comparison of antioxidant activities of polysaccharides from Coriolus versicolor[J]. International Journal of Biological Macromolecules, 2014, 69: 12–19.

[115] KOZARSKI M, KLAUS A, JAKOVLJEVIC D, et al. Antioxidants of edible mushrooms[J]. Molecules, 2015, 20(10): 19489–19525.

[116] 汪璐报，刘明月，谢鲲鹏，等 . 金针菇与黑木耳醇提物的抗肿瘤和抗氧化作用比较 [J]. 中国生化药物杂志，2016，36(12)：46–48.

[117] ZENG D, ZHU SM. Purification, characterization, antioxidant and anticancer activities of novel polysaccharides extracted from bachu mushroom[J]. International Journal of Biological Macromolecules，2018，107(Pt A)：1086–1092.

[118] 张新，贾友明，李菁，等 . 灵芝片对肺癌的临床疗效观察 [J]. 中成药，2000，22(7)：486–488.

[119] 林能悌，苏晋南，朱正，等 . 灵芝提取物配合化疗治疗癌症 66 例分析 [J]. 实用中医内科杂志，2004，18(5)：457–458.

[120] 王跃辉，曲卓慧，赵卓勇 . 破壁灵芝孢子粉对非小细胞肺癌患者化疗前后免疫功能影响的临床观察 [J]. 中国实用医药，2014，9(23)：20–21.

[121] 黄常江，蔡恕一，刘俊波，等 . 云芝糖肽胶囊配合化疗治疗中晚期肺癌的临床疗效观察 [J]. 药物分析杂志，2000，17(4)：232–234.

[122] WONG CK, BAO YX, WONG ELY, et al. Immunomodulatory activities of yunzhi and danshen in post–treatment breast cancer patients [J]. The American Journal of Chinese Medicine, 2005, 33(3): 381–395.

[123] TWARDOWSKI P, KANAYAN, FRANKEL P, et al. A phase I trial of mushroom powder in patients with biochemically recurrent prostate cancer: roles of cytokines and myeloid–derived suppressor cells for Agaricus bisporus induced prostate–specific antigen responses [J]. Cancer, 2015, 121(17): 2942–2950.

[124] TANGEN JM, TIERENS A, CAERS J, et al. Immunomodulatory effects of the Agaricus blazei murrill–based mushroom extract andosan in patients with multiple myeloma undergoing high dose chemotherapy and autologous stem cell transplantation: a randomized, double blinded clinical study[J]. Biomed Research International, 2015, 2015: 718539.

后 记

　　20 多年前，笔者就开始与野生药用真菌打交道了，还帮助北京同仁堂和许多老字号药店鉴别、购买野生药用真菌。而近几年，笔者在药材市场及网络上购买的很多样品，其中 60% 的药用真菌分类都是错误的。药用真菌的分类非常复杂，只有到野外去，静下心来，不断学习，才能熟练掌握药用真菌的分类。

　　尽管越来越多的人开始关注野生药用真菌，但野生药用真菌自然医学体系的发展依旧很缓慢。人们在野外找到药用真菌后，通过发酵、栽培等方法来收集化学成分，但提取得到的单一化学成分，其毒性反应和耐药性比较严重，并不能直接应用于临床。为此，笔者亲自深入原始森林，去寻找这些野生的药用真菌，并将其配合使用，总结出许多组方，并根据临床情况加以调整，最终获得了很好的效果。

　　笔者走遍了国内的各个原始森林，随后又到越南、马来西亚、缅甸、印尼、尼泊尔，甚至欧洲和美洲，以期寻找能治疗肝硬化的药用真菌。在找到能治疗肝硬化的各种药用真菌后，又开始寻找能够调节免疫、重组免疫、软化肝脏、治疗各种并发症的药用真菌，之后经过 10 多年的临床验证终于取得了一些成果。

　　尽管我们从药用真菌里寻找到很多治疗肝硬化效果较好的品种，但不同品种的药用真菌对不同肝硬化的敏感度不同，在实际临床中要利用不同真菌品种的不同特性相互配合，如此其效果就会显著优于单一品种。此外，药用真菌还具有增强免疫、抗细菌、抗病毒、利胆保肝、健胃、降血糖、降血压、抗血栓、降血脂、通便、抗心律失常、强心、止咳平喘、祛痰、抗风湿、活血止痛、止血、镇静抗惊厥、解毒、强壮滋补、代谢调节、治疗肾脏、利尿、兴奋子宫、防腐等作用，如此便构成了一个天然的药物库群。我们以治疗肝硬化的药用真菌打头阵，其他药用真菌迅速配合跟进，相辅相成，共奏奇效。

原理懂了，只是第一步，还要花更多的时间学习分类、学习药物、学习方剂、学习临床，才能形成一个完整的野生药用真菌自然医学体系。要想掌握好这一体系，必须先了解西医和中医的理论与方法，然后本着科学与哲学相结合、科学与艺术相结合的独特方式进行配伍，才能真正运用好野生药用真菌自然医学，才能更好地为患者服务。

2013 年，笔者受多家研究机构邀请，在美国休斯敦成立了美国陈康林野生真菌肿瘤研究中心，还得到休斯敦市市长的接见，颁发了贺状，并将每年的 2 月 16—22 日定为"陈康林周"。此外，美国得克萨斯州约克墩大法官也发来了贺状，这表明美国政府非常支持野生药用真菌的研

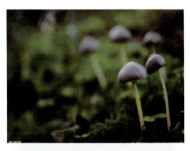
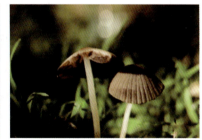
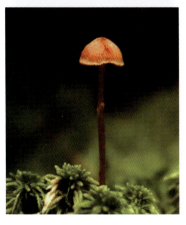

野生药用真菌多来自人迹罕至的原始森林，具有神奇的药用价值，是真正的森林精灵

后记

究。2021 年，赵建华成为笔者的首席弟子，此后赵建华及其团队也在药用真菌的开发、研究及临床应用等方面做出了很大贡献。

　　为了更好地推广药用真菌，书中介绍的组方多以食疗方形式出现，希望可以帮助更多人了解、掌握药用真菌的神奇力量。本书借鉴了世界现代科学的众多成果，感谢全世界为药用真菌发展做出贡献的科学家。希望世界不再有肝硬化患者！

陈康林